Britta Wiegele, Sophia Poulaki

Hilfe, ich werde vergesslich!

Was Sie für Ihr Gedächtnis tun können
und wie man Demenz erkennt

Ernst Reinhardt Verlag München Basel

Dr. phil. *Britta Wiegele*, Psychogerontologin, ist in der Memory Klinik des Zentrums für Akutgeriatrie und Frührehabilitation (ZAGF) im Klinikum München Neuperlach tätig. Dr. rer. biol. hum. *Sophia Poulaki* ist Psychogerontologin und niedergelassene Psychotherapeutin. Gemeinsam führen die Autorinnen die Gerontologische Praxis Hippocampus in München.

Hinweis: Soweit in diesem Werk eine Dosierung, Applikation oder Behandlungsweise erwähnt wird, darf der Leser zwar darauf vertrauen, dass die Autoren große Sorgfalt darauf verwandt haben, dass diese Angabe dem Wissensstand bei Fertigstellung des Werkes entspricht. Für Angaben über Dosierungsanweisungen und Applikationsformen oder sonstige Behandlungsempfehlungen kann vom Verlag jedoch keine Gewähr übernommen werden. – Die Wiedergabe von Gebrauchsnamen, Handelsnamen, Warenbezeichnungen usw. in diesem Werk berechtigt auch ohne besondere Kennzeichnungen nicht zu der Annahme, dass solche Namen im Sinne der Warenzeichen- und Markenschutz-Gesetzgebung als frei zu betrachten wären und daher von jedermann benutzt werden dürften.

Bibliografische Information der Deutschen Nationalbibliothek

Die Deutsche Nationalbibliothek verzeichnet diese Publikation in der Deutschen Nationalbibliografie; detaillierte bibliografische Daten sind im Internet über <http://dnb.d-nb.de> abrufbar.
    ISBN 978-3-497-02357-8 (Print)
    ISBN 978-3-497-60102-8 (E-Book)

Printed in Germany
Lektorat/Redaktion im Auftrag des Ernst Reinhardt Verlages: Cornelia Fichtl, München
Covermotiv: © Lisa F. Young/fotolia.com
Satz: FELSBERG Satz & Layout, Göttingen
Abb. 8, 9 i. Innenteil: Susanna Eibersch, München
Abb. 11–27 i. Innenteil: Julian Venter, Athen

Ernst Reinhardt Verlag, Kemnatenstr. 46, D-80639 München
Net: www.reinhardt-verlag.de E-Mail: info@reinhardt-verlag.de

Inhalt

Vorwort

Nach vielen Jahren diagnostischer und therapeutischer Arbeit mit älteren Menschen und ihren Angehörigen wissen wir, wie groß die Sorgen der Betroffenen bezüglich der Themen Gedächtnisverlust oder Demenz sind. Derzeit wird häufig über Demenz oder „Alzheimer" berichtet und in den letzten Jahren war eine beachtliche Zunahme an Offenheit für das Thema zu beobachten, was sehr begrüßenswert ist. Die offene Berichterstattung in den Medien kann aber auch zur Verstärkung von Ängsten beitragen. Ist jede Vergesslichkeit oder jedes Gedächtnisproblem bereits eine Demenz oder ihr Vorbote? Wie kann das differenziert werden, was ist das Eine und was ist das Andere?

Das vorliegende Buch richtet sich an jene Menschen, die sich Sorgen um ihr Gedächtnis machen oder fürchten, an einer beginnenden Demenzerkrankung zu leiden, aber auch an jene, die einen Menschen in ihrem Umfeld haben, um dessen Erinnerungsvermögen sie sich sorgen. Es soll klar werden, wie man demenzielle Erkrankungen von anderen „normalen" Veränderungen, welche mit dem Älterwerden auftreten können, unterscheidet. Der eigentliche Schwerpunkt des Buches ist das Thema Prävention. Wir werden Hinweise geben, was man selbst tun kann, um die eigenen Gehirnleistungen zu schützen und zu verbessern. Die Kapitel sind so geschrieben, dass sie auch einzeln gelesen verständlich sind. Eilige Leserinnen und Leser können somit auch direkt zu jenen Themen voranschreiten, die sie am stärksten interessieren. Der einfacheren Lesbarkeit halber haben wir im Singular die männliche Form verwendet. Es ist uns jedoch wichtig hervorzuheben, dass wir die weiblichen Leserinnen nicht nur „mit meinen", sondern sehr wohl wissen, dass das Alter in demografischer Hinsicht „weiblich" ist.

Die ersten zwei Kapitel des Buches sind informativ ausgerichtet. Sie geben einen Einblick in die Arbeitsweise des Gedächtnisses, beschreiben Prozesse von Erinnern und Vergessen und stellen natürliche Veränderungen in der gesunden Alterung des Gehirns dar.

In Kapitel drei werden die häufigsten Demenzerkrankungen mit ihren Symptomen beschrieben und wie diese erkannt werden können.

Ab Kapitel vier widmen wir uns dem Thema Prävention und zeigen auf, was das Gehirn im Verlauf des Älterwerdens bedrohen oder schützen kann.

Im Kapitel fünf können Sie mit Hilfe von Checklisten und Fragebögen eine Selbsteinschätzung bezüglich der wichtigsten Schutz- und Risikofaktoren für sich vornehmen. Diese ersetzt aber auf keinen Fall eine professionelle Abklärung, falls ernsthafte Probleme vorliegen.

Das Kapitel sechs ist sehr praxisorientiert aufgebaut und bietet Ihnen in fünf Schritten der Prävention, klare Anleitungen und Anregungen wie Sie in genau jenen Bereichen, für die bei Ihnen ein Handlungsbedarf besteht, aktiv werden können, um ihre Gehirngesundheit zu stärken.

Anschließend finden Sie eine kleine Auswahl weiterführender Literatur, sowie Links und Adressen zu den Themen des Buches.

Wir danken an dieser Stelle all jenen Menschen, die uns ermöglicht haben, über die universitäre Ausbildung hinausgehend, zu verstehen, was Altern bedeutet. Gemeint sind die alten Mitglieder unserer Familien und alle Patienten und Patientinnen und ihre Angehörigen, die uns in vielfältigen Gesprächen an ihrem Leben Anteil nehmen ließen. Und wir danken allen, die uns mit ihren Ideen, ihrer Kritik und ihrem Interesse bei der Entstehung dieses Buches zur Seite standen.

München, im Dezember 2012   Britta Wiegele und Sophia Poulaki

1 Wie funktioniert das Gedächtnis?

Wussten Sie, dass Mnemosyne – die Gedächtnis-Göttin aus der griechischen Mythologie – die Mutter der neun Musen war? Warum? Weil es ohne Gedächtnis keine Geschichte, kein Lernen, keine Musik, keine Erzählung, kein Wissen, keine Kunst gibt. Als Odysseus seinen langen Weg nach Ithaka antritt, um in seine Heimat, zu seinen Angehörigen zurück zu kehren, ist die Erinnerung die treibende Kraft, die ihn alle Hindernisse überwinden lässt, um sein Ziel zu erreichen. Hier wird deutlich, wie eng Gefühle und Motivation mit den Gedächtnisinhalten verbunden sind, wie Erinnerungen sich auch unmittelbar mit der eigenen Identität verknüpfen und einen Menschen ausmachen. Wie das Gedächtnis funktioniert und welche Bereiche des Gehirns daran beteiligt sind, wird in diesem Kapitel erläutert.

Gedächtnis ist die Fähigkeit, Gelerntens und Erlebtes zu speichern und wieder abzurufen. Jede Erinnerung setzt einen Lernprozess voraus. Ein Lernprozess findet dann statt, wenn mehrere Neuronen im Gehirn gleichzeitig feuern, d.h. zusammen aktiv werden. Erinnerung ist möglich, wenn die Neuronen, die beim Lernprozess gemeinsam aktiviert waren, erneut gemeinsam feuern. Durch das gemeinsame Feuern wird das ursprünglich Erlebte oder Gelernte rekonstruiert. Je häufiger dieser Vorgang abläuft, desto ausgeprägter und nachhaltiger wird die Gedächtnisspur (Carter 2010).

Damit eine Erinnerung entstehen kann, muss ein neurobiologischer Vorgang ablaufen. An diesem Vorgang sind bestimmte Botenstoffe, sogenannte Neurotransmitter (Serotonin, Acetylcholin), beteiligt. Jedes Mal, wenn wir uns z. B. an ein Gedicht aus der Schulzeit erinnern, uns einfällt, was wir noch einkaufen wollten, oder wir überlegen, wie die neue Kollegin mit Vornamen heißt, oder wenn wir Fahrrad fahren, findet diese Aktivierung statt.

Am Prozess der Gedächtnisbildung sind verschiedene Regionen des Gehirns beteiligt, die in einer bestimmten Abfolge das Speichern, Abrufen und Erinnern ermöglichen.

So sind Strukturen des *frontalen Hirns* in erster Linie beteiligt, wenn das Kurzzeitgedächtnis aktiv ist. Strukturen, die dem *limbischen System* angehören, wie der *Hippocampus* und die *Amygdala*, sind ausschlaggebend bei der Entscheidung, ob eine Information „wert" ist, in das Langzeitgedächtnis weitergeleitet, also gespeichert zu werden. Der *Hippocampus* ist für die Inhalte ohne emotionale Beteiligung und die *Amygdala* für solche mit emotionaler Beteiligung zuständig. Wie das Gedächtnis organisiert ist, wird in Abbildung 1 an einem Modell verdeutlicht.

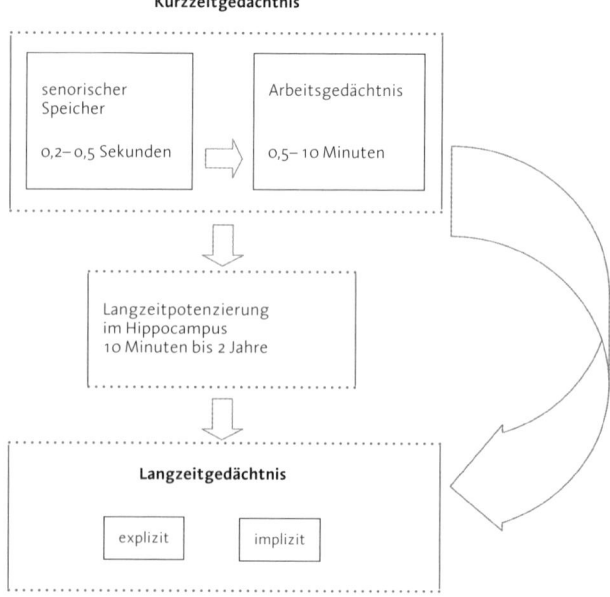

Abb. 1: Gedächtnismodell

Wir erkennen an dieser Abbildung, dass es mehrere Gedächtnisspeicher gibt. Grob unterteilen wir das *Kurzzeitgedächtnis*, bestehend aus dem sensorischer Speicher und dem *Arbeitsgedächtnis* und das *Langzeitgedächtnis*, bestehend aus dem *impliziten* und dem *expliziten* Gedächtnis. Die Inhalte bleiben nur für einen begrenzten Zeitraum in den verschiedenen Speichern. Daher hat das Gedächtnis auch eine zeitliche Dimension, die im Aufnehmen, Speichern und Abrufen von Informationen besteht.

Würde man das Gedächtnis mit einem Archiv vergleichen, so bestünde seine Aufgabe darin, Informationen aufzunehmen und diese Informationen so abzulegen, dass man sie auch wieder finden kann. Es unterscheidet sich jedoch von einem Archiv, weil die Gedächtnisinhalte, d. h. die Erinnerungen oder die Erfahrungen, auch durch Wünsche, Erwartungen und Gefühle „gefärbt" werden. Darum sind z. B. Zeugenaussagen über ein und denselben Sachverhalt nie objektiv und unterscheiden sich voneinander, denn einzelne Menschen können dieselbe Situation unterschiedlich erleben und somit wird ihre Erinnerung durch subjektive Aspekte beeinflusst.

1.1 Das Kurzzeitgedächtnis

Der sensorische Speicher

Über die Sinneswahrnehmung erhalten wir von der Außenwelt viele Informationen (wir sehen, hören, riechen, tasten usw.) Diese gelangen als erstes in den sensorischen Speicher und werden dort zwischen 0,2 bis 0,5 Sekunden behalten. Ohne die kurzfristige Speicherung würden diese Eindrücke sofort verloren gehen und hätten keine Chance in unser Gedächtnis einzudringen. Eine Information bleibt also für einen sehr kurzen Zeitraum in diesem Register. Wenn wir sie z. B. aufmerksam aufnehmen, hat sie die Möglichkeit, weiter verarbeitet zu werden, ansonsten verfällt sie.

Das Arbeitsgedächtnis

Das Arbeitsgedächtnis hat die Aufgabe, die Informationen so zu bearbeiten, dass sie auch später noch zur Verfügung stehen. Damit dieser Vorgang gelingt, muss die Information richtig verstanden werden. Eine Information kann im Arbeitsgedächtnis nur für 0,5 Sekunden bis zu 10 Minuten behalten werden. Wenn wir sie gedanklich nicht wiederholen, geht sie nach dieser Zeit verloren. Daher wiederholen wir visuelle, akustische und räumliche Informationen. Das findet z. B. statt, wenn man sich eine Telefonnummer oder eine Einkaufsliste kurzfristig merken will – man wiederholt sie, bis man sie aufgeschrieben hat.

Wir erleben sehr viel im Laufe unseres Lebens, aber nicht alle Erlebnisse werden gespeichert, sondern sie werden ausgewählt und je nach inhaltlicher oder emotionaler Bedeutung und Nützlichkeit gespeichert oder verworfen. Eine Information wird im *Kurzzeitgedächtnis* (KZG) gewissermaßen bewertet und bewusst verarbeitet. Dies ermöglicht Informationen, ins *Langzeitgedächtnis* (LZG) zu gelangen. Material, das aus dem KZG entweder aus dem sensorischen Speicher oder aus dem LZG übertragen wird, wird überarbeitet, organisiert und geordnet. Das KZG ermöglicht es, Zusammenhänge zu verstehen und wahrzunehmen.

Im Arbeitsgedächtnis kann nur eine begrenzte Anzahl von Informationen, sogenannte Merkeinheiten, behalten werden. Ihre Anzahl beträgt etwa sieben. Das bedeutet, man kann sieben unterschiedliche Dinge behalten z. B. sieben Wörter oder sieben Zahlen. Diese Leistung wird Merkspanne genannt.

Machen wir einen kleinen Test: Bitte lesen Sie und wiederholen Sie folgende Zahlenreihen. Sprechen Sie dabei die einzelnen Ziffern aus, z. B. drei, vier, neun. Besser wäre es, wenn jemand Ihnen vorliest und Sie die Zahlenreihe hören und wiederholen.

3-4-9
5-6-8-0
4-1-8-0-9
1-8-7-4-3-9
2-1-5-3-0-9-8
4-7-6-9-8-2-1-3
5-7-9-2-3-1-0-4-3

Vermutlich haben Sie es, wenn Sie aufmerksam waren und niemand Sie unterbrochen oder gestört hat, ohne Probleme geschafft, die sieben Zahlen korrekt zu wiederholen. Damit Sie sich acht oder neun Zahlen merken konnten, haben Sie unter Umständen die Zahlen in kleine Einheiten zusammengefasst. Also z. B. bei der letzten Zahl „dreiundvierzig" statt „vier, drei" gesagt. Dieser Vorgang heißt „chunking" und ermöglicht eine Erweiterung des Arbeitsspeichers. Wenn man sich mehr merken will, so ist es sinnvoll, Kategorien zu bilden und aus zwei Informationen eine zu machen, damit man sich „Platz sparen kann". Die Zahlen 1,9,8,4 würden vier Merkeinheiten belegen, wenn man versucht sie als einzelne Zahlen zu erinnern. Wenn man sich aber das Jahr 1984 merkt, dann werden die Zahlen zu einer Einheit und man hat noch sechs weitere Plätze frei für weitere Informationen.

1.2 Das Langzeitgedächtnis

Eine Information, die im Langzeitgedächtnis gespeichert werden soll, wird im *Hippocampus* weiterverarbeitet und verbleibt dort zwischen 10 Minuten und 2 Jahren. Der Vorgang wird „Langzeitpotenzierung" genannt. Der Hippocampus feuert wiederholt und ist im Austausch mit weiteren Bereichen des Gehirns, in denen die Information bereits kurz gespeichert wurde als sie neu ankam. Durch das wiederholte Feuern zwischen Hippocampus und den anderen Arealen erfolgt eine dauerhafte Speicherung.

Das *Langzeitgedächtnis* (LZG) hat eine unbegrenzte Kapazität. Informationen, die erfolgreich gespeichert wurden, können im Normalfall nicht verloren gehen. Die Inhalte bleiben hier über die 2 Jahre hinaus dauerhaft gespeichert.

Damit eine dauerhafte Speicherung erreicht werden kann, müssen bestimmte chemische und strukturelle Veränderungen der Gehirnzellen und der Nervenbahnen erfolgen, d. h. die Informationsspeicherung hinterlässt eine physikalische Spur. Bei der Speicherung von Informationen im LZG müssen bestimmte Proteine gebildet werden. Nur so kann eine Gedächtnisspur gelegt werden. Es werden neue Verbindungen gebildet. Wenn der Prozess der Verfestigung der Information durch Ablenkung oder zusätzliche Informationen gestört wird, so kommt es zu einer oberflächlichen Veränderung und die Information bleibt schwach oder überhaupt nicht in Erinnerung.

Warum vergessen wir?

Es existieren zwei Vermutungen, warum wir gespeicherte Informationen wieder vergessen. Die eine Theorie geht davon aus, dass das Gehirn Informationen zwar gespeichert hat, dass sie aber nicht wieder zu finden sind, wenn man sie abrufen möchte. Was nicht bedeutet, dass sie zu einem anderen Zeitpunkt nicht doch erinnert werden können. Die andere Vermutung geht davon aus, dass eine Information vergessen wird, weil ihre physikalische Spur gelöscht wurde.

Vergessen kann sowohl im Kurzzeitgedächtnis als auch im Langzeitgedächtnis stattfinden. Für das KZG kann gesagt werden, dass ein Inhalt verfallen kann, wenn er nicht wiederholt wird. Oder aber Informationen können durch andere überlagert werden. Wenn im Laufe eines Tages z. B. viele verschiedene Inhalte behalten werden sollen, kann es passieren, dass neue Informationen durch neuen Input verdrängt werden. Eine andere

Möglichkeit der Überlagerung besteht, wenn ähnliche Inhalte memoriert werden sollen. Je größer die Ähnlichkeit zwischen zwei Lerninhalten, desto größer die Überlagerung zwischen ihnen (Interferenz). Es ist z. B. nicht sinnvoll, Vokabeln aus zwei verschiedenen Fremdsprachen zeitgleich oder kurz hintereinander zu lernen. An Informationen, die nicht durch neue gestört werden, können wir uns am besten erinnern. Auch Informationen, die bereits im Langzeitgedächtnis gespeichert sind, können aufgrund einer geringen Wiederholungsrate oder aufgrund der Interferenz mit anderen Erinnerungen vergessen werden.

Was versteht man unter dem expliziten und was unter dem impliziten Gedächtnis?

Das Langzeitgedächtnis wird in zwei Bereiche eingeteilt: Das *explizite* oder *deklarative* und das *implizite* oder *nicht-deklarative Gedächtnis*. Die ins Langzeitgedächtnis aufgenommenen Informationen werden dort in Abhängigkeit von ihrem Inhalt gespeichert.

Das explizite bzw. deklarative Gedächtnis ist das Speichersystem für Ereignisse oder Tatsachen zu denen wir bewusst Zugang haben. Es wird in das *episodische* und das *semantische* Gedächtnis unterteilt. Das *episodische Gedächtnis* beinhaltet alle Erinnerungen, die wir persönlich erlebt haben. Hier sind solche Erinnerungen gemeint, die mit unserer Biografie zu tun haben: z. B. wo und mit wem bin ich zur Schule gegangen und was habe ich gestern Mittag gegessen, in welchem Konzert bin ich gewesen. Das *semantische Gedächtnis* ist ein reines Wissenssystem und beinhaltet unser Wissen über die Welt. Alles, was wir bisher gelernt haben. Hier ist die Sprache gespeichert oder verschiedene Sprachen, die Sie gelernt haben oder das Wissen über bestimmte Länder oder Kategorien, wie die Tatsache, dass ein Blatt ein Teil von einem Baum ist, usw.

Das *nicht-deklarative Gedächtnis* wird auch „motorisches" Ge-
dächtnissystem genannt und beinhaltet alle motorischen Abläufe,
die wir je gespeichert haben. Es ist auch dafür verantwortlich,
dass wir etwas unbewusst wiedererkennen. Das heißt, hier sind
Abläufe wie Fahrradfahren und Schwimmen oder Tennisspielen
abgespeichert. Während die Inhalte des expliziten Gedächtnisses,
wenn sie nicht gebraucht werden, gerne verblassen und vergessen
werden, bleiben die Inhalte des impliziten Gedächtnisses für immer erhalten. Das bedeutet, dass auch, wenn Sie viele Jahre nicht
mehr Fahrrad gefahren sind, Sie sofort wieder fahren können,
wenn Sie auf das Rad aufsteigen (Schröder/Pantel 2011).

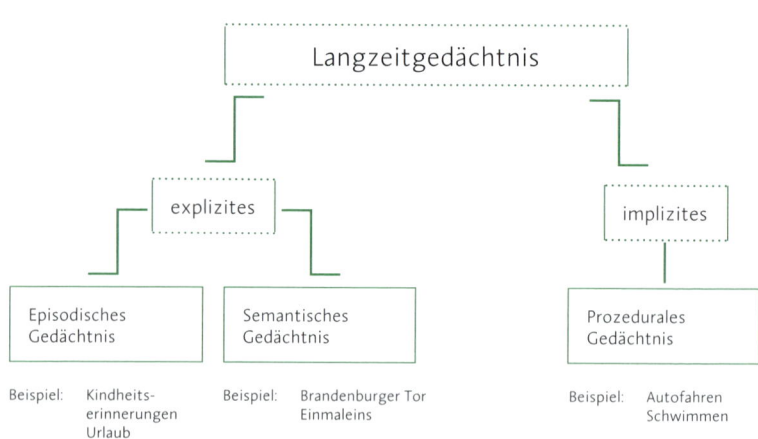

Abb. 2: Das Langzeitgedächtnis

2 Das alternde Gehirn – nur negativ?

Die 88-jährige Frau A. wurde gefragt, wann für sie die Alterung oder das Alter begonnen hat. Sie sagte: „Ich glaube, mit 80 Jahren habe ich eine echte Veränderung gespürt. Und was tatsächlich hinderlich ist, das ist mein Körper. Bis ich 80 wurde, bin ich immer ausgegangen und habe mich mit Freunden getroffen, wir haben ein Konzert besucht … leider können die meisten nicht mehr kommen, weil sie zu schwach sind, um aus dem Haus zu gehen … manche sind auch mittlerweile gestorben. Mein Kopf ist aber bis heute ganz fit und ich genieße es, meine Zeitung zu lesen, ein gutes Buch …. oder aber Kreuzworträtsel zu machen …. Was ich vermisse ist tatsächlich, die Möglichkeit, mich beschwerdefrei zu bewegen!"

Diese Aussage zeigt, dass Altern von einer subjektiven Wahrnehmung und auch von körperlichen, kulturell-sozialen und psychischen Faktoren abhängig ist. Daher muss man sich, wenn man von den Veränderungen des alternden Gehirns sprechen will, auf den *Prozess des Alterns* beziehen und mögliche Veränderungen im Rahmen einer lebenslangen Perspektive betrachten. Die Gehirnalterung unterliegt mehreren Einflussfaktoren. Da jeder Lebenslauf individuell verläuft, ist auch die Entwicklung eines einzelnen Menschen im Alter einzigartig und es hängt sehr von seinem Verhalten während des Lebensverlaufs ab, wie sich seine kognitiven Leistungen verändern.

Kognitive Leistungen sind alle Leistungen, die wir zur Steuerung unseres Verhaltens benötigen. Dazu gehören das Gedächtnis, die Aufmerksamkeit, die Sprache, das Denken, das Problemlösen etc.

Unter Berücksichtigung, dass Alterung sowohl sehr individuell und heterogen, als auch dynamisch abläuft, was wiederum heißt, dass eine Wechselwirkung zwischen Person und Umwelt besteht, sind bestimmte allgemeine Aussagen möglich und man kann auch feststellen, dass wir viele Möglichkeiten haben, den Prozess des Älterwerdens zu beeinflussen.

2.1 Weisheit und Plastizität im Alter

Auch wenn viele Menschen mit dem Altern häufig negative Veränderungen der Gehirnleistungen verbinden, hat die Forschung gezeigt, dass unser Gehirn mit dem Älterwerden Zugewinne zu verzeichnen hat, insbesondere, wenn es um Wissen und Erfahrung geht. Hier lässt sich mit dem Begriff der „Weisheit" ein Zugewinn beschreiben, der mit komplexen Gehirnfunktionen zusammenhängt. So ist Weisheit nicht nur die Möglichkeit, angeeignetes Wissen in einer optimalen Weise einzusetzen, sondern setzt auch ein Zusammenwirken vom Denken und Beurteilen, Intuition und emotionaler Intelligenz sowie sozialer Kompetenz voraus. Diese Reife kann ein Mensch mit dem Zuwachs an Jahren erreichen und negative Veränderungen, die in den einzelnen kognitiven Leistungen erfolgen, ausgleichen oder als unbedeutend erleben.

Obwohl es lange umstritten war, wissen wir heute, dass sich das menschliche Gehirn in einer ständigen Entwicklung befindet, und dass es im Gegensatz zu früheren Annahmen durchaus in der Lage ist, bis ins höchste Alter neue Gehirnzellen zu bilden. Die Fähigkeit des Gehirns, sich zu verändern, indem neue Synapsen und stärkere neuronale Vernetzungen entstehen, wird mit dem Begriff der „Plastizität" umschrieben. Diese Fähigkeit bleibt bis ins hohe Alter erhalten und wird zumeist nicht voll ausgeschöpft.

„Plastizität beschreibt in der Neurobiologie den dynamischen Zusammenhang zwischen Form und Funktion des Gehirns"

und bezeichnet damit eine Wechselwirkung: Das Organ Ge-
hirn bringt eine Aktivität hervor und unsere Kognition und Ver-
halten wirken wiederrum auf die Gehirnstruktur formend ein
(Kempermann 2007, 38).

Durch die Aktivierung unseres Gehirns können wir die kognitive
Plastizität bis ins hohe Alter nutzen, sodass wir Potenziale, die
noch nicht ausgeschöpft sind, für uns aufbauen können. Man
geht davon aus, dass der Mensch die Potenziale seines Gehirns
normalerweise nicht ausschöpft also eine sogenannte *kognitive*
Reserve hat, die ihn dazu befähigt, die evtl. durch eine Schädigung
entstandenen Verluste für eine lange Zeit auszugleichen. Das bedeutet, dass sich ein Training zur Prävention durchaus positiv
auswirken kann, da die Kapazitäten im Voraus ausgeweitet werden. Wenn eine Schädigung oder ein Verlust von Nervenzellen
aus unterschiedlichen Gründen, z. B. durch die normale Alterung
oder eine Erkrankung entsteht, können zwei wichtige Mechanis-
men dafür sorgen, dass eine Art Kompensation, bzw. „Repara-
tur" vorgenommen wird: Wenn in einem Gehirnareal ein Aus-
fall stattfindet, dann übernimmt ein anderes entferntes diese
Aufgabe. Oder, wenn manche Zellen an einer Stelle nicht mehr
funktionstüchtig sind, dann können an der gleichen Stelle mehr
Nervenzellen aktiviert werden als vorher. Diese Reservekapazität
kann sowohl durch Trainingsmaßnahmen, als auch durch ein
vielfältiges abwechslungsreiches Leben erweitert werden.

Die Fähigkeit der „Neurogenese" besitzt auch ein besonders
wichtiges Areal des menschlichen Gehirns: der Hippocampus.

Der Hippocampus ist eine Gehirnstruktur, die dabei mitwirkt,
dass eigene Erlebnisse, Daten oder Fakten in das Langzeit-
gedächtnis übermittelt und somit dauerhaft erinnert, bzw.
gelernt werden.

Wir wissen, dass diese Gehirnstruktur auch dafür zuständig ist, das Stresshormon Kortisol zu dämpfen und somit eine Stressreaktion für den gesamten Organismus abzubremsen. Studien haben gezeigt, dass die neuronale Struktur des Hippocampus im Alter oder bei lang anhaltendem Stress geschädigt werden kann und ihre Funktionsfähigkeit dadurch beeinträchtigt wird. Aus dieser Schädigung resultieren Gedächtnisprobleme und Schwierigkeiten im Lernen von neuen Inhalten (Rüegg 2011).

2.2   Das alternde Gehirn – lässt etwas nach?

Sie werden sich nun fragen, ob es auch negative Auswirkungen auf das Gehirn durch die natürliche Alterung gibt. Die Antwort lautet, dass es diese Veränderungen gibt und dass wir sie von Erkrankungen des Gehirns unterscheiden müssen. Im Alter gibt es Veränderungen der kognitiven Leistungen, die als normal anzusehen sind. Als „normal" definieren wir diejenigen Leistungen, die im Vergleich zu gleichaltrigen Personen mit dem gleichen Bildungsstand ähnlich sind.

Ein Vergleich zwischen verschiedenen Altersgruppen oder unterschiedlich gebildeten Personen ist nicht aussagekräftig, denn die Veränderungen der kognitiven Leistungen können sich im Laufe der normalen Alterung stark unterscheiden. Wenn wir vom Alter sprechen, beziehen wir uns auf eine Lebenszeitspanne, die sich bestenfalls über 30 bis 40 Jahre erstrecken kann (z. B. 60. Lebensjahr – 100. Lebensjahr). So sind die kognitiven Leistungen mit 60 Jahren anders als mit 85 Jahren.

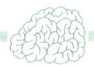

Machen Sie ein Experiment:
Waren Sie schon einmal auf einem Klassentreffen? Erinnern
Sie sich, wie Sie sich gefühlt haben und was Sie gedacht ha-

ben? Wie war es beim 20-jährigen, wie beim 30-jährigen und gab es schon ein 40-jähriges? Stellen Sie sich vor, Sie haben ein 60-jähriges Klassentreffen. Da kommen einem Gedanken wie: Werde ich alle wiedererkennen? Werden mir die Namen einfallen? Werde ich mich an gemeinsam erlebte Begebenheiten erinnern? Was tue ich, wenn mich jemand anspricht, den ich gar nicht wiedererkenne?

Die gute Nachricht ist, dass sich in der Regel durch die Gehirnalterung nicht allzu viel verändert hat, vorausgesetzt, Sie haben keine Erkrankungen, die das Gehirn beeinträchtigen. Sie werden evtl. merken, dass Sie sich an die Namen nicht so schnell erinnern und Sie sich zunehmend durch die gleichzeitigen Gespräche, die in diesen Veranstaltungen stattfinden, schwerer tun, den Gesprächen zu folgen, denn einerseits hören Sie evtl. nicht mehr ganz so gut, und auf der anderen Seite reden alle gleichzeitig. Sie werden aber auch feststellen, dass Sie sich an diejenigen genau erinnern, die für Sie emotional sehr bedeutsam waren und an die Sie im Laufe der Jahre häufiger gedacht haben oder mit ihnen zu tun hatten.

Was sich verändert und warum das so ist, kann durch ein psychologisches Modell treffend beschrieben werden. Wir unterteilen die kognitiven Leistungen grob in zwei Bereiche: die *fluiden Leistungen* und die *kristallinen Leistungen*.

Fluide Leistungen sind alle geschwindigkeitsabhängigen Leistungen, die die Aufnahme und Verarbeitung von Informationen ermöglichen. Dazu gehören die Aufmerksamkeit, das kognitive Tempo, die Auffassungsgeschwindigkeit, das gleichzeitige Durchführen von zwei Aufgaben. Die *kristallinen Leistungen* sind erworbene Leistungen, also Gelerntes, und daher auch von der jeweiligen Bildung abhängig. In diesen Bereich gehören das Problemlösen unter Einsatz von Wissen, die Sprache, das allgemeine kulturelle und soziale Wissen, das logische Denken und das Rechnen.

Mit der Alterung ist ein Nachlassen der *flüssigen Leistungen* zu beobachten: bei den meisten Menschen nimmt etwa ab dem 40. Lebensjahr die Geschwindigkeit, mit der sie Informationen wahrnehmen und verarbeiten, bzw. darauf reagieren können kontinuierlich ab, während sich die kristallisierten Leistungen immer mehr ausbauen lassen und sich mit der Alterung steigern können. So lässt sich sagen, dass der Rückgang der flüssigen Leistungen unter Umständen durch die kristallisierten kompensiert werden kann. Dies weist auf die kognitive Plastizität unseres Gehirns hin und auf die enormen Potenziale, die dort vorhanden sind.

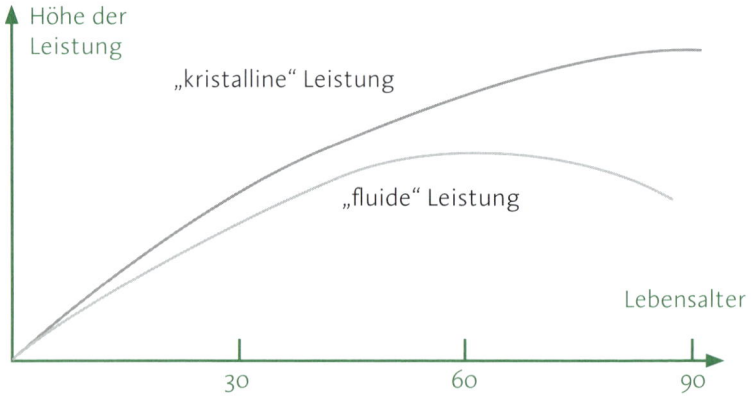

Abb. 3: Fluide und kristalline Leistungen des Gehirns (Cattell und Horn, 1968)

Der Abbildung 4 kann man entnehmen, welche einzelnen Leistungen den fluiden und welche den kristallinen zugeordnet werden.

Zu den fluiden Leistungen gehören die Schnelligkeit und die Aktivität des Arbeitsgedächtnisses. Beides sind Bereiche, die uns im Alltag in der normalen Alterung auffallen. Das Arbeitsgedächtnis ist wichtig für die Fähigkeit, Informationen gleichzeitig bearbeiten zu können. Wenn also zwei Informationen gleich-

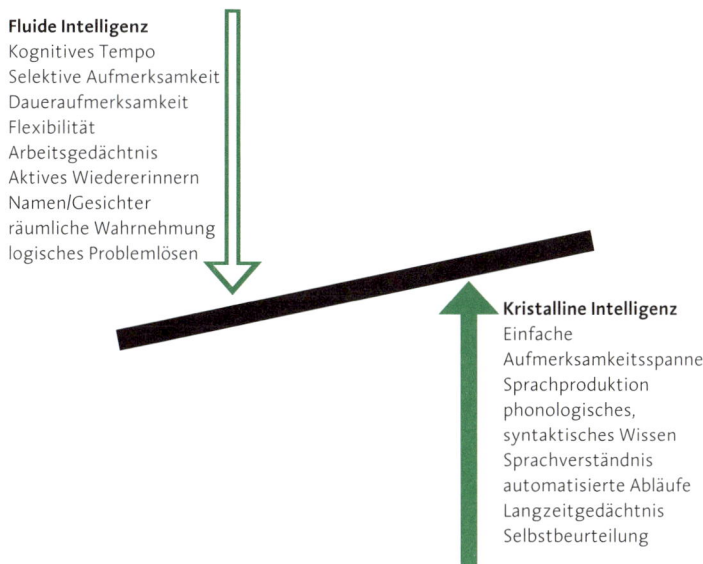

Fluide Intelligenz
Kognitives Tempo
Selektive Aufmerksamkeit
Daueraufmerksamkeit
Flexibilität
Arbeitsgedächtnis
Aktives Wiedererinnern
Namen/Gesichter
räumliche Wahrnehmung
logisches Problemlösen

Kristalline Intelligenz
Einfache Aufmerksamkeitsspanne
Sprachproduktion
phonologisches, syntaktisches Wissen
Sprachverständnis
automatisierte Abläufe
Langzeitgedächtnis
Selbstbeurteilung

Abb. 4: Fluide und kristalline Leistungen und ihre Veränderungen im Alter

zeitig dargeboten werden, fällt es einem schwer, der Wichtigeren zu folgen und die Unwichtige zu unterdrücken. Älteren Menschen gelingt die Ausblendung von äußeren Ablenkungen nicht mehr so gut wie jüngeren. Das heißt, sie sind leichter ablenkbar und können sich schlechter auf eine Sache konzentrieren, wenn gleichzeitig ein zweiter Reiz ihre Aufmerksamkeit beansprucht. Wann diese Leistung wirksam ist, kann der folgenden Situation entnommen werden:

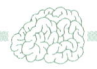

Was glauben Sie, welche Gehirnleistungen sind wichtig, wenn man eine vierspurige, stark befahrbare Straße schnell zu Fuß überqueren will? Wer ist schneller: ein 20-Jähriger oder ein 70-Jähriger? Wer reagiert schneller und warum?

Eine sehr bedeutsame geistige Fähigkeit, die nachlässt, ist die „Assoziationsbildung" (binding). Je älter wir werden, desto schwieriger wird es, ursprünglich aneinander gebundene Ereignisse auch zuverlässig wieder zu erinnern. Wir merken z. B., dass wir Probleme haben, uns an die konkrete Reihenfolge von Ereignissen zu erinnern. In dem Beispiel vom Klassentreffen, könnte es schwierig werden, sich zu erinnern, welchen Wandertag Sie in welcher Klasse gemacht haben oder ob der eine Mitschüler noch in der 9. Klasse dabei war oder schon in der 8. ausgeschieden ist.

Versuchen Sie ohne Unterstützung die Urlaube, die Sie in den letzten 10 Jahren gemacht haben, in der richtigen Reihenfolge zu erinnern. Wenn das nicht möglich ist, versuchen Sie sie anhand von Fotos zuzuordnen.

Eine weitere Veränderung besteht darin, dass wir unserem Körper mit steigendem Alter größere Aufmerksamkeit schenken müssen, und dass motorische Abläufe wie z. B. das Gehen, mehr Aufmerksamkeit erfordern. So sind häufig die Gedanken durch die motorischen Funktionen beansprucht und dadurch verlangsamt. Das heißt aber auch, dass der Körper mehr von den geistigen Prozessen beansprucht wird, als in jüngeren Jahren.

Ein Selbsttest: Beobachten Sie sich, wenn Sie gleichzeitig gehen und Sprechen. Bleiben Sie manchmal stehen, wenn Sie etwas wiedererinnern möchten, was sie nicht sogleich parat haben?

2.3 Exkurs: Lernen im Alter und was man beachten muss

„Früher hatte ich ein super Gedächtnis, ich konnte mir alle Namen und Telefonnummern auswendig merken. Ich habe sogar keinen Kalender gebraucht, ich hatte alle Termine im Kopf. Jetzt weiß ich nicht einmal, was ich aus dem Keller holen wollte ..." (Helga, 75 Jahre)

„Ich merke, dass ich z. B. beim Fernsehen nicht gleichzeitig den Film sehen und eine Frage, die mir gestellt wurde beantworten kann ... auch das kurzfristige Behalten geht nicht mehr so gut. Ich muss immer eine Einkaufsliste schreiben ..., ich vergesse auch Dinge, die mir jemand gesagt hat, das ist früher nicht so leicht passiert ..." (Anna, 60 Jahre).

Durch die Ergebnisse aus der kognitiven Altersforschung wissen wir, dass Lernen bis ins hohe Alter möglich ist und auf Grund der kognitiven Plastizität immer wieder neue neuronale Verbindungen entstehen können. So ist auch Lernen nichts anderes, als die Bildung neuer neuronaler Verknüpfungen.

Wenn man die Klagen älterer Menschen, die z. B. in einen Sprachkurs gehen, anhört, so bekommt man den Eindruck, dass das Lernen erschwert oder nicht möglich ist. Die Klagen ähneln sehr den vorher beschriebenen Veränderungen der kognitiven Leistungen im Alter. Das bedeutet, dass für das Lernen im Alter Lernmaterialien in geeigneter Weise aufbereitet sein müssen und die geeigneten Umgebungsbedingungen geschaffen werden müssen, um Lernen zu ermöglichen. Wenn Sie älter sind und in einen Sprachkurs, Computerkurs, usw. gehen wollen, könnte Ihnen die Antwort auf folgende Fragen das Lernen erleichtern:

- Ist Ihnen das Lernmaterial und seine Aufarbeitung vertraut?
- Wird an alte Lernmethoden angeknüpft?

- Fühlen Sie sich sicher in der Lernsituation? Ältere lernen besser, wenn sie sich in der Lernsituation sicher fühlen.
- Sind die anderen Teilnehmer so alt wie Sie? Manchmal sind gemischte Gruppen von Nachteil, denn sie verstärken die Unsicherheit oder die Angst vor Diskriminierung.
- Fühlen Sie sich in der Gruppe wohl und können in der Gruppe gut lernen? Häufig ist das Lernen in der Gruppe besser, weil der Abgleich zwischen ähnlichen Teilnehmern die Vertrautheit erhöht.
- Üben Sie häufig und wiederholen das Gelernte? Lange Pausen sind meist nachteilig für den Lernerfolg.
- Haben Sie alles früher schon einmal gelernt gehabt, knüpfen sie also an Inhalte aus dem Langzeitgedächtnis an?
- Trinken Sie genug und fühlen Sie sich gesund? Der Gesundheitszustand spielt häufig eine sehr gravierende Rolle beim Lernen. Wenn sie gesundheitlich beeinträchtigt sind, dann sind die Lernerfolge beeinträchtigt.

Achten Sie darauf: Es darf auf keinen Fall unter Zeitdruck gearbeitet werden.

Auch das gleichzeitige Darbieten von verschiedenen Inhalten wirkt sich nachteilig aus. Es sollte bei dem Abrufen von Informationen immer darauf geachtet werden, dass zusätzliche Hilfen (z. B. Materialien, Stichworte) angeboten werden.

Jeanne Luise Calment, der älteste Mensch der Welt wurde 122 Jahre, 5 Monate und 14 Tage alt. Es wird berichtet, dass sie zwar am Ende ihres Lebens nicht mehr hören oder nicht so gut sehen konnte, aber bis zuletzt geistig rege geblieben sei. Mit 85 Jahren hat sie das Fechten gelernt und bis zu ihrem 100. Geburtstag ist sie Fahrrad gefahren (www.wikipedia.de).

2.4 Die leichte kognitive Beeinträchtigung – eine Übergangsphase?

„Meine Lebensgefährtin sagt, sie bemerkt, dass ich manchmal nach einem Wort suche und ich würde auch häufig vergessen, was wir schon besprochen haben … . Ich glaube, sie hat Recht. Manchmal vergesse ich mehr als früher … aber so schlimm ist es noch nicht … . Schließlich komme ich gut mit meinem Alltag zurecht und habe gerade einen Computerkurs begonnen, der mir viel Spaß macht!" (Peter, 78 Jahre)

Bei dieser Beschreibung wird deutlich, dass eine Veränderung des Gedächtnisses wahrgenommen wird, die ausgeprägter ist, als eine Vergesslichkeit im Rahmen des „Normalen", also der normalen Alterung. Die beschriebene Person hat eine leichte kognitive Beeinträchtigung, ein „Mild Cognitive Impairment" oder abgekürzt „MCI" (Petersen et al. 1999). Was ist das und warum messen wir diesem Syndrom eine besondere Bedeutung bei?

Manche Veränderung der Gedächtnisleistungen unterliegt der natürlichen Alterung des Gehirns und manche sind intensiver ausgeprägt, haben aber nicht das Ausmaß einer Demenzerkrankung. Diese kognitiven Einbußen, die von Patienten beschrieben werden und teilweise auch einschränkend sind, können durch neuropsychologische Tests erfasst werden.

Mit einer leichten kognitiven Beeinträchtigung wird ein Syndrom beschrieben, das einer Demenz vorausgehen kann und einen großen Teil der älteren Bevölkerung betrifft. Es handelt sich also um Menschen, die nicht die Kriterien einer Demenz nach der internationalen Klassifikation erfüllen, da sie selbstständig leben können und die alltäglichen Anforderungen erfüllen können, aber dennoch wegen einer Vergesslichkeit oder anderen leichten kognitiven Ausfällen auffallen. Wenn man sie neuropsychologisch testet, dann haben sie leicht schlechtere Ergebnisse im Vergleich zu Gleichaltrigen mit dem gleichen Bildungsstand (Schröder/Pantel 2011).

Petersen et al. legen für das MCI folgende fünf Kriterien fest:

Fünf Kriterien der leichten kognitiven Beeinträchtigung

- Klagen über das Gedächtnis, normale Aktivitäten des täglichen Lebens,
- normale allgemeine kognitive Leistungen,
- abnorme Gedächtnisleistungen für das Alter,
- keine Demenz. (Petersen et al. 1999, 304)

Wir wissen, dass Menschen mit MCI ein 15-fach höheres Risiko haben, eine Demenz vom Alzheimer Typ zu entwickeln als andere. Langzeitstudien haben gezeigt, dass mehr als die Hälfte der Personen mit einer bestimmten Form des MCI innerhalb der nächsten vier Jahre eine Demenz entwickeln. Das Problem ist allerdings, dass wir nicht mit Sicherheit sagen können, welche dieser Personen eine Demenzerkrankung entwickeln werden und welche nicht. Die höhere Wahrscheinlichkeit hat sich allerdings bei den Menschen gezeigt, die nicht nur Gedächtnisprobleme, sondern auch Schwierigkeiten mit der Aufmerksamkeit und der Sprache und unter Umständen noch weitere gesundheitliche körperliche Einbußen, wie hohen Blutdruck, erhöhte Cholesterinwerte oder eine Depression haben. Bei diesen Patienten konnten in Studien auch schon Veränderungen in der Region des Hippocampus (→ Kap. 2) festgestellt werden. Diese Symptomatik ist sehr ernst zu nehmen. Eine Abklärung der Ursachen ist nötig, um Behandlungsmöglichkeiten und Präventionsmaßnahmen einzuleiten, die den Beginn einer Demenzerkrankung hinaus zögern können. Solange wir keine kurative Therapie für eine Demenzerkrankung haben, müssen wir rechtzeitig auf Prävention setzen, um die Progredienz in eine Demenz zu verzögern.

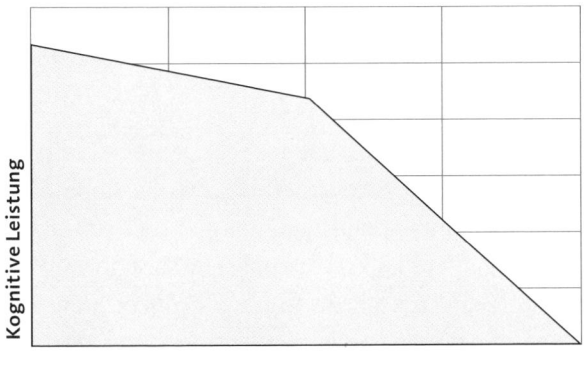

Abb. 5: Ein Modell der Veränderungen der kognitiven Leistungen von der normalen Alterung zur Demenz vom Alzheimer Typ (Small/Vorgan 2011, 11).

Da die kognitiven Einbußen im Alter durch verschiedene Faktoren verursacht werden können, ist es dringend erforderlich, eine Abklärung durchführen zu lassen, wenn man solche Veränderungen bemerkt. Bei der Therapie setzt man die präventiven Maßnahmen ein, die im Prinzip auch für den Erhalt der gesunden Alterung gültig sind. Wichtig ist, dass sich Menschen mit MCI auf jeden Fall kontinuierlich alle 6 Monate untersuchen lassen, damit eine mögliche Verschlechterung rechtzeitig diagnostiziert werden kann. Noch gibt es keine verlässlichen Studienergebnisse, sowohl über den Einsatz von Medikamenten als auch über die beste Kombination von pharmakologischen und nicht-pharmakologischen Interventionen. Wir wissen, dass alle Menschen Amyloide Plaques und Tangles in sehr unterschiedlichem Ausmaß im Gehirn entwickeln. Bei manchen Menschen entwickelt sich daraus eine Alzheimer Erkrankung – bei manchen früher, bei anderen später –, oder auch gar nicht. Eine interessante Studie, die dieses Phänomen beschreibt, ist die sogenannte „Nonnen-Studie".

Die „Nonnen-Studie"

Die Studie wurde in den beginnenden 80er Jahren durch die Universität von Kentucky durchgeführt. Das Besondere daran waren die ähnlichen Lebensbedingungen der untersuchten Personen. Insgesamt 600 katholische Nonnen im Alter zwischen 76 und 107 Jahren wurden – unter anderem auch neuropsychologisch – untersucht. Es sollte festgestellt werden, durch welche Parameter die Alterung des Gehirns und die Entwicklung einer Demenzerkrankung beeinflusst werden. Einige hatten eingewilligt, ihr Gehirn nach ihrem Tod für eine Biopsie zur Verfügung zu stellen. Bei 180 Ordensschwestern wurde das Gehirn untersucht. Es konnte bei dieser Studie eindrucksvoll nachgewiesen werden, dass die typischen Veränderungen der Alzheimer Erkrankung des Gehirns – die Amyloiden Plaques und die neurofibrillären Tangles – auch bei den kognitiv unauffälligen Teilnehmerinnen in geringem Maße zu finden waren. Die Gruppe derjenigen, die mit einer MCI eingestuft wurden, zeigten ebenfalls typische Veränderungen, die in ihrer Ausprägung zwischen den Gesunden und den an Alzheimer Erkrankten lag. Dies bestätigt die Vermutung, dass es sich bei MCI um eine Vorstufe der Erkrankung handelt (Schröder/Pantel 2011, 56).

3 Was heißt Demenz?

3.1 Formen der Demenz

Eine Demenz wird diagnostiziert, wenn mehrere kognitive Defizite vorliegen, die sich zeigen in: Gedächtnisbeeinträchtigung plus mindestens eine der folgenden Störungen, – Aphasie: Störung der Sprache, – Apraxie: beeinträchtigte Fähigkeit, motorische Aktivitäten auszuführen, – Agnosie: Unfähigkeit, Gegenstände zu identifizieren bzw. wiederzuerkennen, – Störung der Exekutivfunktionen, d.h. Planen, Organisieren, Einhalten einer Reihenfolge. Diese kognitiven Defizite verursachen eine signifikante Beeinträchtigung der sozialen und beruflichen Funktionen und stellen eine deutliche Verschlechterung gegenüber einem früheren Leistungsniveau dar (Saß et al. 1996).

Mit solch sachlichen oder „dürren" Worten werden medizinisch jene Erkrankungen beschrieben, vor denen ein Großteil der Bevölkerung riesige Angst hat. Als Gegensatz zur wissenschaftlichen Beschreibung möchten wir gerne ein paar Sätze aus einem bewegenden Brief an den Beginn dieses Kapitels stellen, den eine Patientin vor vielen Jahren geschrieben hat. Ihre Worte sind sehr gut geeignet, einen Eindruck von den Gefühlen zu vermitteln, mit denen Menschen konfrontiert sind, deren Gedächtnis sich durch eine Demenzerkrankung verändert.

Liebe Frau Doktor,
Ich befinde mich augenblicklich in einer für mich sehr lausigen Situation. Ich bin nicht mehr in der Lage, Dinge zu erkennen, wie sie wirklich sind, oder zu erfassen, was um mich herum passiert oder vorgeht. Es ist – wie ein Sprichwort so schön oder vielmehr treffend – sagt: „Ich habe ein Brett vor dem Kopf." Zum 2. Mal habe ich jetzt eine Thermoskanne auf eine eingeschaltete Herdplatte gestellt und verdorben. Ähnliches passiert täglich. Ich meine, ich gehöre in ein Heim.
Mit herzlichen Grüßen, Ihre S. E.

Nicht alle Betroffenen gehen so offensiv und selbstkritisch mit ihren Problemen um. Die meisten Patienten und die Menschen in ihrer unmittelbaren Umgebung, machen sich aber zumindest zu Beginn ihrer Erkrankung große Sorgen. Hier sind genaue Informationen und Kenntnisse über die Diagnosemöglichkeiten wichtig und hilfreich. In Gesprächen mit Angehörigen, aber auch in Veranstaltungen mit Mitarbeitern aus der Pflege werden regelmäßig folgende oder ähnliche Fragen gestellt:

- „Warum nehmen die Demenzerkrankungen so stark zu?"
- „Kann es eigentlich sein, dass es früher nicht so viele Demenzkranke gegeben hat."

Die Tatsache, dass sich so viele Menschen mit diesen Überlegungen beschäftigen, weist uns auf eine neue Entwicklung hin. Das Thema „Demenz" oder „Alzheimer" ist in den letzten zehn Jahren im Bewusstsein Einzelner und in der Öffentlichkeit viel präsenter geworden. In Deutschland geht man derzeit von etwa einer Million Menschen mit Demenzerkrankungen aus.

Früher wurden mit dem Alter einhergehende geistige Veränderungen anders benannt und als „Verkalkung" oder „Senilität" beschrieben. Als Alois Alzheimer über seine mittlerweile berühmt gewordene Demenzpatientin Auguste D. referierte, sprach er sogar von einem Fall von „Greisenblödsinn". Das Schwinden der Merkfähigkeit, das Nachlassen des Intellektes oder Veränderungen in der Sprache wurden in noch früheren Zeiten, etwa im alten Ägypten oder in der griechischen und römischen Antike aber auch als Anzeichen des Alters an sich gesehen, und noch nicht als Erkrankung eingeschätzt.

Eine schlichte und dabei sicher zutreffende Erklärung für unseren Eindruck, die Demenzen würden sich in der jüngeren Zeit häufen, ist in der demografischen Entwicklung zu sehen. Die Hochaltrigen, dies meint die über 85-Jährigen, stellen in unserer Gesellschaft die am stärksten wachsende Gruppe in der Bevölkerung dar. Zumindest in den Industriestaaten steigt das Risiko, an einer Demenz zu erkranken mit zunehmendem Lebensalter an. Auf die ganze Welt übertragen, sind es derzeit die Hundertjährigen, die den deutlichsten Zuwachs pro Jahr aufweisen. Daraus folgt, dass insgesamt noch mit einem deutlichen Anstieg der Erkrankungsfälle zu rechnen sein wird. Noch vor weniger als 100 Jahren sind sehr viele Menschen so früh gestorben, dass sie ihre Demenzerkrankung gar nicht erleben konnten.

In der jüngsten Vergangenheit ist eine besondere Gruppe, die der „jungen Demenzkranken", sehr stark in das Interesse der Öffentlichkeit gerückt, das sind Patienten, die vor dem 60. Lebensjahr erkrankt sind. Es gibt auch Einzelfallberichte von 23-jährigen oder 28-jährigen Demenzkranken, die der Öffentlichkeit in der Regel verborgen bleiben und nur in der Fachliteratur dokumentiert sind. Ganz anders verhält es sich mit den Schicksalen von Menschen, die im Alter von Anfang oder Mitte 40, mit der Diagnose Demenz leben müssen. Ihr Bekanntwerden berührt die Allgemeinheit sehr stark und kann zum Anstieg von Ängsten beitragen.

Eine weitere wichtige Erklärung, für das scheinbar häufigere Auftreten von Demenzerkrankungen, liegt in den mittlerweile sehr weit ausgereiften und auch flächendeckend bekannt gewordenen diagnostischen Möglichkeiten und den Leitlinien für die

Diagnosen von Demenzerkrankungen. Noch vor etwa 15 Jahren wurde von Medizinern mitgeteilt, dass man erst nach dem Tode des Patienten, und mittels einer Untersuchung des Gehirns, mit Sicherheit bestimmen könnte, ob eine Alzheimer Erkrankung vorliegt oder nicht. Derzeit kann man davon ausgehen, dass unter Berücksichtigung der bekannten diagnostischen Kriterien, durch eine Zusammenführung von Aussagen der Betroffenen selbst und Informationen aus ihrer unmittelbaren Umgebung, durch medizinische Befunde, bildgebende Verfahren und durch die Anwendung neuropsychologischer Testverfahren eine Demenzdiagnose mit über 90-prozentiger Sicherheit korrekt gestellt werden kann.

Demenzen sind chronisch verlaufende Erkrankungen, deren Symptome mit der Zeit stärker werden. Sie betreffen das Zentralnervensystem, sind also organische Erkrankungen, die man – im Gegensatz zu manchen anderen Leiden – den Betroffenen nicht ansieht. Demenzkranke sehen oftmals aus wie das blühende Leben und ernten daher in der Umgebung sehr wenig verständnisvolle Reaktionen. Auch für die Angehörigen ist es besonders in den Anfangsstadien sehr schwer, die Ernsthaftigkeit der Erkrankung und ihren organischen Hintergrund zu erfassen. Eine Demenz äußert sich nie nur in einem einzigen Symptom, z. B. der Vergesslichkeit, sondern ist durch ein ganzes Bündel von Symptomen charakterisiert. Man spricht daher vom Demenzsyndrom. Es handelt sich dabei um eine erworbene Störung, das heißt, dass sich mit der Zeit eine Verschlechterung der zuvor „normalen" oder „unauffälligen" Leistungsfähigkeit einstellt. Um von einer Demenz sprechen zu können, muss das Ausmaß der Störung so stark sein, dass es mit einer Beeinträchtigung der Bewältigung des Alltags einhergeht. Jemand der also immer schon sehr vergesslich oder schusselig war, ist also nicht gleich als demenzkrank einzustufen, da diese Schwächen auch schon in jüngeren Jahren bestanden. Umgekehrt gibt es ältere Menschen, die recht vergesslich geworden sind, aber dieses Problem etwa durch die Benutzung von Hilfsmitteln sehr kompetent ausgleichen, und ihren Alltag weiter selbstständig bewältigen können.

Bei kurzfristigen und plötzlich auftretenden akuten Problemen im Sinne eines Verwirrtheitszustandes kann nicht von einer Demenz gesprochen werden. In der Regel geht man von einem Bestehen der Defizite über mindestens sechs Monate aus, bevor eine Demenzerkrankung festgestellt werden kann.

Aufmerksamen Lesern ist sicher schon aufgefallen, dass hier die Mehrzahlform „Demenzen" verwendet wird. In der Tat gibt es sehr viele unterschiedliche Erkrankungen, die unter diesem Oberbegriff zusammengefasst und durch unterschiedlichste Ursachen ausgelöst werden können.

Die Alzheimer Demenz

Die häufigste Demenz ist die Alzheimer Demenz oder Alzheimer Krankheit. Je nachdem, welche Studien zugrunde gelegt werden, entfallen zwischen 50%-70% der Erkrankungsfälle auf diese Demenzform (Stoppe 2007). Sie ist nach dem Psychiater Alois Alzheimer benannt, der als Erster, schon zu Beginn des vorigen Jahrhunderts, sowohl ihre Symptome, als auch die Veränderungen an den Nervenzellen im Gehirn beschrieben hat. Erstaunlich viele der von ihm beschriebenen Charakteristika der Erkrankung gelten auch heute noch als zutreffend. Die Auswirkungen der Erkrankung machen sich vor allem in der Großhirnrinde bemerkbar und gehen mit einer Verringerung des Gehirnvolumens (generalisierte Atrophie) einher. Besonders stark von diesen Abbauerscheinungen betroffen sind zu Beginn jene Gehirnregionen, die für das Einspeichern neuer Informationen, für das Anlegen einer neuen Gedächtnisspur zuständig sind. Eine für diesen Vorgang ganz besonders wichtige Struktur im Gehirn ist der Hippocampus (→ Kap. 2), welcher am Übergang vom Hirnstamm zur Großhirnrinde liegt.

Von den charakteristischen Veränderungen, die die Alzheimer Krankheit hervorruft, sind nicht nur einzelne Nervenzellen, sondern ganze Regionen im Gehirn betroffen. Dies sind neben dem Hippocampus vor allem der Scheitel- und später auch der Schläfenlappen. Ein weiteres Merkmal für die Erkrankung ist der Mangel des Botenstoffes Acetylcholin. Acetylcholin ist eine Substanz, die für die Fähigkeit sich zu konzentrieren, neue Informationen zu verarbeiten und diese dann wieder zu erinnern in ausreichender Menge im Gehirnstoffwechsel vorhanden sein muss.

Die Schädigung der Nervenzellen wird durch Eiweißablagerungen (Amyloid) verursacht. Diese Ablagerungen entstehen, wenn bei Spaltungsprozessen im Gehirnstoffwechsel, statt der vorgesehenen Bruchstücke des Eiweißes längere Stücke abgespalten werden, welche dann nicht mehr problemlos aus den Zellen in den Liquor übergehen und abtransportiert werden können. Die Überreste lagern sich außerhalb der Nervenzellen als sogenannte Plaques ab. Ebenfalls eng mit dem Thema Eiweiß verbunden sind andere Veränderungen, die Neurofibrillen, welche aus zugrunde gegangenen Nervenzellfortsätzen bestehen. Die Nervenzellfortsätze sind sehr wichtig für die Kommunikation zwischen einzelnen Nervenzellen und ganzen Regionen im Gehirn. Sie sind zuständig für die möglichst rasche Weitergabe von Informationen und der anschließenden Rückmeldungen über die Synapsen (Kontaktstellen). Die hier beschriebenen Veränderungen stellen die sogenannte neuropathologische Entsprechung für die Alzheimer Krankheit dar.

Da wie bei vielen anderen Dingen im Leben auch in der medizinischen Diagnostik selten etwas so einfach ist, wie es auf den ersten Blick scheint, ist hier zu erwähnen, dass die entsprechenden Veränderungen nicht nur im Gehirn von Patienten mit Alzheimer Demenz zu finden sind, sondern in den Gehirnen der meisten hochaltrigen Menschen vorkommen. Sie mögen sich zwar von der Häufigkeit und von der räumlichen Verteilung etwas unterscheiden, insgesamt geht aber daraus hervor, dass

auch Menschen, die nur geringe Veränderungen an den Nervenzellen aufweisen, demenzkrank sein können und dass andere mit
zum Teil deutlich ausgeprägter Atrophie ohne Einschränkungen
durch Symptome bis zum Tod leben. Dies wurde unter anderem
durch die häufig zitierte Nonnenstudie belegt (→ Kap. 2).

Dies ist aber nur eine von mehreren Schwierigkeiten, welche
sich für die Diagnostik und Therapie ergeben. Die oben erwähn-
ten Alzheimer typischen Veränderungen sind keineswegs allein-
verantwortlich für die Entstehung der Erkrankung. Die Rolle
von Gefäßveränderungen, entzündlichen Vorgängen, Miniatur-
Schlaganfällen und diversen weiteren Faktoren für den Beginn
und für den Verlauf der Erkrankung werden erst zunehmend in
ihrer Bedeutung erkannt und ansatzweise erforscht. Was hier wie
eine schlechte Nachricht klingen könnte, nämlich dass Demenzkranke nicht nur an den typischen Nervenzellveränderungen
leiden, sondern darüber hinaus noch weitere Probleme haben,
ist eigentlich eine sehr gute Nachricht. Zur Vorbeugung gegen
Plaques oder Fibrillen ist derzeit nicht viel bekannt, bezüglich
der Vorbeugung von Schlaganfällen und „Gefäßverkalkung" sind
wir aber erfreulich weit. Darauf werden wir später noch ausführlich eingehen.

Bei der Darstellung der Alzheimer Demenz darf neben der
Darstellung der Symptome, die Beschreibung der einzelnen Stadien nicht vergessen werden. Die Erkrankung beginnt in der Regel schleichend mit Problemen in folgenden Bereichen:

- genaue Orientierung zum Datum,
- Erinnerung kurz zurück liegender Ereignisse oder Absprachen,
- Orientierung in unbekannter Umgebung,
- komplexe Alltagsaufgaben.

Üblicherweise wird von einer Erkrankungsdauer von etwa neun bis zehn Jahren ausgegangen, wobei es ganz wesentlich ist, darauf hinzuweisen, dass dies statistische Mittelwerte sind. Einzelne Patienten erleben leider auch einen deutlich rascheren Verlauf und andere wiederum leben viele Jahre länger mit der Erkrankung. Immer wieder können Einzelfälle beobachtet werden, in denen das Fortschreiten der Erkrankung insgesamt sehr, sehr langsam verläuft.

In der Regel wird die Erkrankung in ein leichtes, ein mittleres und ein schweres Stadium eingeteilt. Bildlich könnte man sich die Zunahme der Symptome und damit auch das Anwachsen der Schwierigkeiten in der Alltagsbewältigung als Treppe vorstellen.

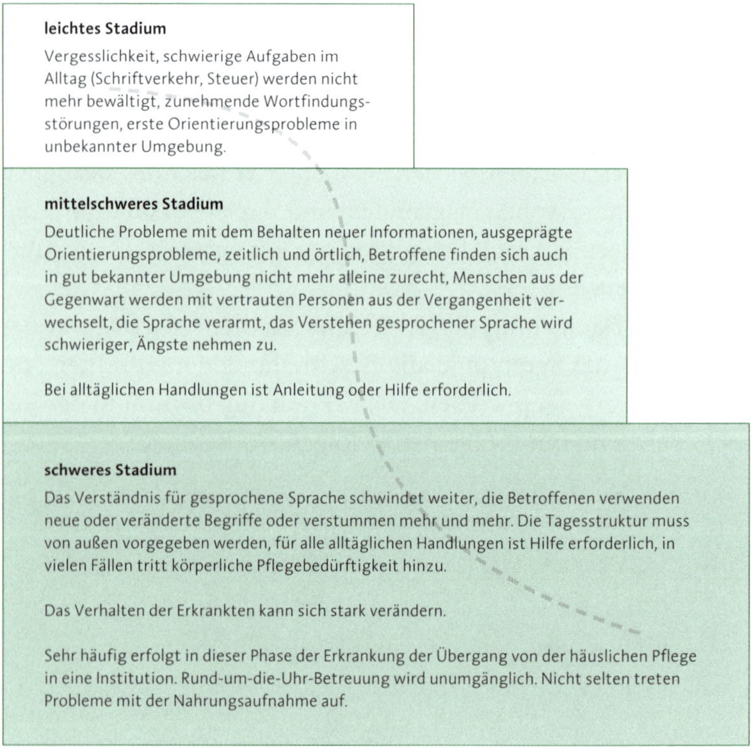

leichtes Stadium

Vergesslichkeit, schwierige Aufgaben im Alltag (Schriftverkehr, Steuer) werden nicht mehr bewältigt, zunehmende Wortfindungsstörungen, erste Orientierungsprobleme in unbekannter Umgebung.

mittelschweres Stadium

Deutliche Probleme mit dem Behalten neuer Informationen, ausgeprägte Orientierungsprobleme, zeitlich und örtlich, Betroffene finden sich auch in gut bekannter Umgebung nicht mehr alleine zurecht, Menschen aus der Gegenwart werden mit vertrauten Personen aus der Vergangenheit verwechselt, die Sprache verarmt, das Verstehen gesprochener Sprache wird schwieriger, Ängste nehmen zu.

Bei alltäglichen Handlungen ist Anleitung oder Hilfe erforderlich.

schweres Stadium

Das Verständnis für gesprochene Sprache schwindet weiter, die Betroffenen verwenden neue oder veränderte Begriffe oder verstummen mehr und mehr. Die Tagesstruktur muss von außen vorgegeben werden, für alle alltäglichen Handlungen ist Hilfe erforderlich, in vielen Fällen tritt körperliche Pflegebedürftigkeit hinzu.

Das Verhalten der Erkrankten kann sich stark verändern.

Sehr häufig erfolgt in dieser Phase der Erkrankung der Übergang von der häuslichen Pflege in eine Institution. Rund-um-die-Uhr-Betreuung wird unumgänglich. Nicht selten treten Probleme mit der Nahrungsaufnahme auf.

Abb. 6: Stadien der Alzheimer Demenz

Wenn sich die Darstellung auch ausschließlich an Defiziten orientiert, ist es von größter Bedeutung, darauf hinzuweisen, dass an Demenz erkrankte Menschen niemals die Fähigkeit verlieren, Stimmung und Gefühlslagen aus der Umgebung aufzugreifen und wahrzunehmen. Daher ist für Betroffene in allen Stadien der Erkrankung zu fordern, dass Ihnen mit so viel Respekt, Wertschätzung und Liebe begegnet wird, wie man sie jedem anderen älteren oder alten Menschen entgegenbringen würde. Gut bekannt und durch Studien belegt ist inzwischen, dass die Symptome der Alzheimer Krankheit, vor allem die nicht kognitiven Symptome der Erkrankung (Unruhe, Ängste, ablehnende Verhaltensweisen, Schreien etc.) deutlich seltener auftreten, wenn sich die Erkrankten in ihrer Umgebung wohl und sicher fühlen, nicht überfordert werden aber doch ausreichende Anregung und Aktivierung erfahren.

Immer wieder liest man, die Alzheimer Krankheit sei die häufigste Demenzform. Eigentlich müsste präziser gesagt werden, dass es die Mischform aus Alzheimer Demenz und *vaskulärer Demenz* ist, die besonders bei älteren Patienten bei weitem am häufigsten vorkommt.

Die vaskuläre Demenz

Etwa 15%-25% der Demenzen werden durch rein vaskuläre Veränderungen verursacht. Bei einer vaskulären Demenz sind Veränderungen der Blutgefäße und der Durchblutung die Ursache für die Symptome. Es kann sich dabei um Schlaganfälle (Apoplex) im eigentlichen Sinne handeln, oder um wiederholte Unterversorgung des Gehirns durch den Verschluss sehr kleiner Blutgefäße, was erst einmal völlig unbemerkt verlaufen kann. Das Ausmaß der Symptome kann bei dieser Erkrankung noch deutlicher von Patient zu Patient variieren, als bei der Alzheimer Demenz und die Verläufe können individuell noch unterschiedlicher sein. Dies hängt sehr stark von der Region im Gehirn ab, in der entweder der Schlaganfall oder die Minderdurchblutung stattgefunden hat. Häufig treten folgende neurologische Symptome auf:

- leichte Lähmungen
- plötzliche Sprachstörungen,
- Sehstörungen,
- ein hängender Mundwinkel,
- Verschlucken und auch
- Veränderung des Gangbildes.

Vom typischerweise schleichenden Verlauf einer Alzheimer Demenz unterscheidet sich die vaskuläre Demenz durch:

- plötzlich auftretende starke Verschlechterung,
- früh im Verlauf auftretende, nächtliche Verwirrtheitszustände,
- Veränderung der Sprache, relativ früh,
- starke Stimmungsschwankungen,
- erhebliche Antriebsminderung.

Als zusätzlicher Hinweis für eine Erkrankung kann der relativ früh auftretende Verlust der Kontrolle über Blase und Darm (Inkontinenz) gesehen werden. Neben der genauen und rechtzeitigen Diagnosestellung ist bei der vaskulären Demenz auf die große Bedeutung einer optimalen Behandlung der zugrundeliegenden Erkrankungen hinzuweisen. Dazu gehört die Behandlung des Bluthochdrucks, des Diabetes, der kardiovaskulären Erkrankungen (Herz-Kreislaufsystem) und der Hyperlipidämie (erhöhtes Cholesterin), sowie des Übergewichts. Bei guter medizinischer Versorgung und der Bereitschaft bei dieser Behandlung aktiv und konsequent mitzumachen, haben die Patienten gute Aussichten, ihren Gesundheitszustand über lange Zeit stabil halten zu können.

Die Lewy-Körper Demenz

Die Erkrankung erhielt ihren Namen nach ihrem Entdecker Friedrich H. Lewy, einem Zeitgenossen und Kollegen Alois Alzheimers. Auch er beschrieb schon zu Beginn des vorigen Jahrhunderts sehr detailliert die Veränderungen an den Nervenzellen, welche durch eine besondere Färbetechnik der Gewebeschnitte im Mikroskop sichtbar gemacht werden konnten.

Obwohl etwa 15%-20% der Demenzpatienten von dieser Erkrankung betroffen sind, wird die Lewy-Körper Demenz nicht so häufig diagnostiziert. Dies mag daran liegen, dass die vorhandenen diagnostischen Kriterien für eine Demenz sich sehr eng an der Erscheinung und am Verlauf der Alzheimer Demenz orientieren und es eben auch Demenzformen gibt, die sich davon recht deutlich unterscheiden. Die Hauptsymptome sind:

- Gedächtnisstörungen zu Beginn nur geringfügig,
- Orientierung zu Zeit und Ort relativ gut erhalten,
- Halluzinationen, vorwiegend optische,
- Stürze,
- Veränderungen der Motorik (ähnlich wie bei Morbus Parkinson).

Anders als bei der Alzheimer Demenz sind neben dem System, welches für die Ausschüttung von Acetylcholin zuständig ist, auch jene Regionen im Gehirn von pathologischen Veränderungen betroffen, die den Botenstoff Dopamin produzieren. Neben Amyloiden Plaques und neurofibrillären Bündeln, finden sich zusätzlich Einschlusskörper in den Nervenzellen, die nach dem Entdecker der Erkrankung „Lewy-Körperchen" genannt werden.

Das Symptom, welches zu Beginn am deutlichsten auffällt und zur größten Verunsicherung führt, sind Halluzinationen, meist optische, gelegentlich auch akustische oder taktile. Die Betroffenen können diese „Wahrnehmungen" meist sehr detailreich beschreiben. Man geht davon aus, dass der Verlust von Nervenzellen in jenen Regionen des Gehirns, die üblicherweise für die regelgerechte Verarbeitung der Sinneswahrnehmungen verantwortlich sind, und Veränderungen im Haushalt der Botenstoffe ursächlich dafür sind.

Zu diesen Sinnestäuschungen kommen als Symptome noch Veränderungen hinzu, die vorerst eher an eine Parkinsonkrankheit denken lassen. Diese sind Steifigkeit oder auch Zittern, Startschwierigkeiten beim Gehen und Stürze. Zu den diagnostisch wichtigen Symptomen gehören Schwankungen der Aufmerksamkeit, welche sich zu Beginn allerdings weniger im normalen Alltag zeigen, sondern eher in einer neuropsychologischen Testung ersichtlich werden. Von besonderer Bedeutung ist, dass diese Patienten eine hohe Empfindlichkeit gegenüber der Behandlung mit herkömmlichen Medikamenten gegen Halluzinationen aufweisen. Besonders ausgeprägt ist neben dem Mangel an Dopamin bei dieser Erkrankung auch der Mangel an Acetylcholin, daher sieht die medikamentöse Behandlung ähnlich aus, wie die der Alzheimer Demenz.

Frontotemporale Degeneration

Hierbei handelt es sich genau genommen nicht nur um eine andere Demenzform, sondern um eine weitere Erkrankungsgruppe, welche früher als Morbus Pick bezeichnet wurde. Diese ältere Bezeichnung geht auf den Namen ihres Entdeckers, den Neurologen Arnold Pick zurück, welcher die Krankheit um 1900 erstmals beschrieben hat. Die krankhaften Veränderungen an den Nervenzellen häufen sich dabei im Frontallappen (hinter der Stirn). Die Patienten entwickeln andere Probleme oder Störungen als bei einer Demenz vom Alzheimer Typ. Diese sind:

- Beginn häufig vor dem 65. Lebensjahr,
- ausgeprägte Wortfindungsstörungen,
- kaum Gedächtnis- oder Orientierungsdefizite,
- ausgeprägte Persönlichkeitsveränderung.

Die Erkrankungen treten zudem deutlich früher auf, meist schon vor dem 65. Lebensjahr. Etwa 20% der präsenilen Demenzerkrankungen entfallen auf diese Diagnose. Aufgrund des frühen Beginns und der unterschiedlichen Symptomatik, werden viele der Betroffenen erst nach längerer Zeit überhaupt als Demenzpatienten erkannt. Die Hauptsymptome zeigen sich im sprachlichen Bereich und in deutlichen Veränderungen im Sozialverhalten. Manche Patienten durchleben eine depressive Phase, bevor sich andere Symptome deutlicher abzeichnen. Häufig kommt es zu Rückzugsverhalten, manche Patienten wirken sehr stark auf sich und ihre Interessen reduziert. Sie können sich nicht mehr in ihre Mitmenschen hineinversetzen. Im fortgeschrittenen Stadien der Erkrankung kann es zu rüpelhaften Verhaltensweisen, unkontrolliertem Schimpfen, der völligen Vernachlässigung von sozialen Regeln und Risikoverhalten kommen. Rücksichtsloses Verhalten im Straßenverkehr, Spielsucht, exzessives Ausgeben von Geld und Veränderungen im Essverhalten treten auf. Vor allem zu Beginn sind jedoch Orientierung, Gedächtnis und die Fähigkeit, Handlungen des täglichen Lebens auszuführen, nicht beeinträchtigt. Von *frontotemporaler Demenz* spricht man, wenn die Wesensveränderung am ausgeprägtesten zu beobachten ist. Diese Form macht etwa 50% der Erkrankungsfälle aus. Ein Viertel der Fälle werden als *langsam progrediente Aphasie* klassifiziert, die Betroffenen zeigen erhöhte Sprechanstrengung, und verstummen zusehends. Die restlichen 25% der Erkrankten leiden an einer *semantischen Demenz* welche dadurch auffällt, dass sie Sprache immer schlechter verstehen und die Bedeutung von Begriffen und das Wissen um Dinge nicht mehr zur Verfügung haben. Dabei können sie selbst noch relativ flüssig sprechen, auffällig ist dabei aber, dass die Sprache inhaltsarm wird. Allen Betroffenen ist gemeinsam, dass sie meist nur sehr unzureichend Einsicht in die eigene Erkrankung entwickeln können.

3.2 Diagnosestellung

Für die am häufigsten auftretenden Demenzformen ist es notwendig, genaue diagnostische Unterscheidungen zu treffen, da dies für das Verständnis veränderter Verhaltensweisen hilfreich sein kann und Auswirkungen auf die Behandlung hat.

Wer sich mit der Sorge trägt, ob seine Vergesslichkeit noch unbedenklich ist, oder bereits als Vorzeichen einer Erkrankung zu werten ist, sollte in erster Linie darüber nachdenken, ob er sich in einer besonders belastenden oder anstrengenden, vielleicht überfordernden Lebenssituation befindet. Trauer, Kummer jeder Art und dauerhafter Stress können sich massiv auf die Aufmerksamkeitsleistung und auf das Erinnerungsvermögen auswirken (→ Kap. 4).

Gibt es keine Erklärungen dieser Art, so sollte man zunächst ein Gespräch mit seinem Hausarzt suchen. Weisen Sie schon bei der Terminvereinbarung darauf hin, dass es sich um das Thema, Abklärung einer möglichen Gedächtnisstörung handelt. Das ermöglicht Ihrem Arzt, sich darauf einzustellen, entsprechend Zeit einzuplanen und erforderliche *Screeningbögen* (→ Kap. 4) vorzubereiten.

Zur Diagnostik einer Demenzerkrankung gehören unterschiedliche Aspekte. Neben neuropsychologischen Testverfahren werden Laborwerte erhoben und in der Regel auch bildgebende Verfahren zur Darstellung des Gehirns eingesetzt. Zur genaueren Abklärung wird der Hausarzt Sie in der Regel zu einem spezialisierten Facharzt oder in eine Gedächtnissprechstunde überweisen. Falls Ihnen die Entscheidung schwer fällt, ob es wirklich nötig ist, einen Arzt aufzusuchen, in der Regel wird es zuallererst Ihr Hausarzt sein, oder ob Sie sich nur unnötig Sorgen um Ihr Gedächtnis machen, so empfehlen wir Ihnen die Beantwortung der Fragen in Kapitel 5 (→ Tab. 2). Eigene Klarheit und eine gewisse Entschlossenheit schaden nicht, wenn man mit seinen Bedenken ernst genommen werden möchte. Nicht selten berichten ältere Menschen darüber, dass sie, sobald sie über ihre Sorgen sprechen, oder sich an einen Arzt wenden, sehr rasch beruhigende Antworten bekommen. Hierbei machen sich auch Vorurteile oder eine unreflektierte Sicht auf die Alterung bemerkbar. Da wird darauf verwiesen, dass es doch allen gleich gehe, oder es werden lustige Episoden erzählt.

Die Ergebnisse des Gedächtnisfragebogens können als Vorbereitung auf den Arztbesuch benutzt werden.

Screeningtests

Unter einem Screeningtest versteht man ein Verfahren, welches aus einer oder aus einer Zusammenstellung von mehreren Aufgaben besteht, die von der zu untersuchenden Person gelöst werden. Das Ergebnis eines Screeningtests gibt aber noch keine Auskunft über mögliche Ursachen für vorhandene Auffälligkeiten, sondern lediglich den Hinweis, ob weitere Diagnoseschritte ratsam sind.

Im deutschsprachigen Raum haben sich der *Mini-Metal-Status-Test*, der *Uhren Test* und der *DemTect* etabliert. Alle genannten Verfahren, benötigen nur wenig Zeit und sind in der Durchführung für die Patienten nicht sehr anstrengend.

Mini-Mental-Status-Test

Im Mini-Mental-Status-Test werden folgende Fragen und Aufgaben gestellt:

- das *Datum* und den *Ort* benennen, an welchem man sich gerade befindet,
- eine *Rechenaufgabe* lösen,
- *Worte unmittelbar wiederholen* und diese dann *in Erinnerung behalten*,
- einen kurzen Satz schreiben,
- eine Vorlage abzeichnen,
- einen Gegenstand benennen
- einen Handlungsauftrag lesen und auszuführen und noch ein, zwei Aufgaben mehr.

Die Besonderheit bei dem Test liegt vor allem auf den Orientierungsfragen, denn die Schwierigkeit bei der Benennung des genauen Datums ist oftmals ein Hinweis auf ein tatsächlich vorhandenes mentales Defizit.

Berechtigte Kritikpunkte am Mini-Mental-Status-Test sind seine Abhängigkeit vom Alter und vom Bildungsstand. Es gibt keine Normwerte, welche das Alter berücksichtigen und auch keine Normwerte in Abhängigkeit vom Bildungsniveau. Deshalb besteht ein Risiko, dass jüngere sehr gut ausgebildete Personen ein unauffälliges Ergebnis erzielen, obwohl bei ihnen alltagsrelevant vielleicht bereits eine Gedächtnisstörung vorliegt, oder umgekehrt sehr alte Personen mit geringer Vorbildung zu Unrecht ein auffälliges Resultat bekommen. Daher sind in beiden Fällen weitere und genauere Verfahren sinnvoll.

Uhrentest

Der Uhrentest ist in weniger als fünf Minuten durchzuführen, muss aber in seiner Aussagekraft auch entsprechend vorsichtig eingeschätzt werden. Die Probanden werden aufgefordert die

Stunden der Uhr und eine bestimmte Uhrzeit in einen Kreis ein-
zuzeichnen. Zur erfolgreichen Bewältigung der Aufgabe sind vor
allem räumliches Vorstellungsvermögen und Abstraktionsfähig-
keit erforderlich. Faktoren wie die frühere Berufstätigkeit und
Ähnliches werden nicht berücksichtigt.

DemTect

Ein weiterer Screeningtest, der DemTect, legt großes Gewicht auf
die *Behaltensleistung*. Eine Liste mit zehn Begriffen, wird einmal
vorgesprochen, im Anschluss wird abgefragt, wie viele Worte erinnert werden konnten. Danach wird diese Liste noch einmal
vorgesprochen und wieder wird vermerkt, wie viele Worte erinnert werden konnten, zusätzlich sollen die Begriffe weiter in
Erinnerung behalten werden. Bei einer weiteren Aufgabe gilt es,
innerhalb einer Minute so viele Dinge wie möglich aufzuzählen,
die man in einem Supermarkt erwerben kann. Dies überprüft
die Wortflüssigkeit und die kognitive Flexibilität. Zusätzlich sind
mehrstellige Zahlen in Worte umzuwandeln und umgekehrt. Mit
zeitlicher Verzögerung werden die zuvor erinnerten Worte dann
noch einmal abgefragt, dies überprüft die mittelfristige Behaltensleistung.

Die Aufgaben sind durchaus anspruchsvoll und in der Aus-
wertung wird das Alter der Person berücksichtigt, sodass das
Verfahren dazu geeignet erschient auch leichtere Defizite auf-
zuzeigen. Je nachdem, wie stark sich Ihr Hausarzt mit dem
Thema Demenzfrühdiagnostik befasst, wird er selbst weitere
Untersuchungen veranlassen, oder Sie zu einem Facharzt für
Psychiatrie oder Neurologie überweisen. Auch niedergelassene
Fachärzte für Geriatrie können diesen Part übernehmen.

Als nächster Schritt wird eine gründliche labormedizinische
Abklärung erfolgen. Diese wird durch folgende bildgebende Verfahren ergänzt: Das *CCT*-Cranielle Computertmographie (Rönt-
genschichtaufnahme des Schädels). In modernen Geräten dauert
diese zwei bis drei Minuten und ist für die Patienten nicht belas-

tend. Oder ein *MRT*-Magnetresonanz Tomographie (mittels starker Magnetfelder können unterschiedliche Gewebestrukturen im Körper sehr differenziert sichtbar gemacht werden). Bei dieser Methode kommen keine Röntgenstrahlen zum Einsatz. Sie ist unter diesem Gesichtspunkt ebenfalls nicht sonderlich belastend für die Patienten, dennoch ist zu berücksichtigen, dass man dabei für etwa eine halbe Stunde in einer relativ engen Röhre großem Lärm ausgesetzt wird, was für ängstliche Patienten eine Herausforderung darstellen kann.

Sowohl die labormedizinischen Befunde, als auch die bildgebenden Verfahren dienen nicht zuletzt dem Ausschluss behandelbarer Ursachen von Gedächtnisstörungen. Sehr wichtig ist im Anschluss daran die ausführliche Besprechung der Ergebnisse, um entweder feststellen zu können, dass keinerlei Verdachtsmomente für krankheitswertige Veränderungen vorliegen, oder vorhandene leichtgradige Auffälligkeiten darstellen zu können und gegebenenfalls eine Wiederholung der Untersuchung (mit Ausnahme der Bildgebung) nach Ablauf eines halben Jahres zu vereinbaren.

Für die genauere testpsychologische Untersuchung sind Neuropsychologen oder Psychogerontologen zuständig. Hier kann die Abklärung zuerst ambulant in einer Praxis erfolgen, sehr häufig sind diese Spezialisten jedoch in Kliniken tätig.

Sollten sich Auffälligkeiten zeigen, für welche es keine andere medizinische Erklärung gibt und welche über altersassoziierte Veränderungen hinausgehen, so ist die Vorstellung in einer Gedächtnissprechstunde – häufiger findet sich auch der Name Memory-Klinik – oder einer Spezialambulanz für Gedächtnisstörungen dringend erforderlich. Solche Einrichtungen sind in der Regel an Kliniken angesiedelt und zumeist an den Fachbereich Psychiatrie angeschlossen.

Es ist von größter Bedeutung, gleich beim ersten Auftreten von ernstzunehmenden Symptomen eine genaue Abklärung vornehmen zu lassen.

In der Memory Klinik erfolgt die genaue und ausführliche neuropsychologische Diagnostik. Mithilfe von „Testbatterien" werden unterschiedliche Funktionsbereiche untersucht. Dazu gehören verschiedene Fähigkeiten:

- die unmittelbare und mittelfristige Behaltensleistung für verbales Material, für Zahlen und bildhaftes Material,
- die Benennleistung,
- räumlich konstruktive Fähigkeiten,
- verbale Flüssigkeit,
- Informationsverarbeitungsgeschwindigkeit,
- verschieden Aspekte der Aufmerksamkeit.

Zusätzlich wird die Stimmungslage der Patienten detailliert erfragt. Zumeist wird auch nach der Einschätzung von Angehörigen gefragt, sofern diese vorhanden sind.

Im Rahmen der ärztlichen Diagnostik kann es geboten erscheinen eine *Liquordiagnostik* (Nervenwasseruntersuchung) vorzunehmen, oder sogar genetische Faktoren für eine familiäre Disposition zu bestimmen. Insgesamt kann festgestellt werden, dass die diagnostischen Methoden in den letzten Jahren erheblich weiterentwickelt werden konnten und daher bereits in sehr frühen Stadien der Erkrankung eine zuverlässige Diagnosestellung möglich geworden ist. Dies kann im Falle einer Demenzdiagnose dazu beitragen, so früh wie möglich mit den zur Verfügung stehenden medikamentösen und nichtpharmakologischen Therapien zu beginnen sowie notwendige Entscheidungen für die Zukunft zu treffen. Die Therapie der Demenzerkrankungen erstreckt sich sowohl auf die Behandlung mit Medikamenten als auch auf nichtmedikamentöse Therapien und psychosoziale Maßnahmen. Die Kombination beider Ansätze ist in ihrem Effekt eindeutig überlegen.

Für die leichte und mittelschwere Alzheimer Demenz sind derzeit *Acetylcholinesterase-Hemmer* (Donepezil, Galantamin, Rivastigmin) zugelassen, diese beeinflussen den Acetycholinspiegel und wirken auf die *Veränderungen im Neurotransmitterhaushalt* ein. Für alle Stadien der Alzheimer Demenz ist der *NMDA-Antagonist* (Memantin) zugelassen. Er beeinflusst den *Glutamathaushalt* im Gehirn.

Die Medikamente haben ihre Wirksamkeit für die Bereiche kognitive Leistungsfähigkeit, die Fähigkeit alltägliche Handlungen auszuführen und den klinischen Gesamteindruck gegenüber Placebo beweisen können. Die kombinierte Gabe beider Substanzgruppen ist derzeit erst in der Diskussion. Es muss aber auch gesagt werden, dass es sich erst um eine symptomatische Behandlung und leider noch nicht um eine heilende Therapie handelt. Zu den nicht-medikamentösen Therapieansätzen zählen:

- Psychotherapie,
- kognitive Verfahren,
- Ergotherapie,
- körperliche Aktivität,
- Kunsttherapie,
- Validation,
- Biografiearbeit,
- Aromatherapie,
- Lichttherapie,
- Snoezelen (multisensorische Stimulation),
- Basale Stimulation und Angehörigenschulung (DGPPN/DGN 2010).

Besonders bedeutsam ist eine frühe Diagnose auch für die Partnerschaft. In manchen Fällen könnten viele Kränkungen und Auseinandersetzungen, im Extremfall sogar Trennungen vermieden werden, wenn bei verändertem, zurückgezogenem oder feindseligem Verhalten eines Partners auch an die Möglichkeit gedacht wird, dass dies die Vorboten einer Demenzerkrankung sein könnten. Umgekehrt kann ein Paar oder eine ganze Familie von einer möglichst frühen Diagnosestellung dahingehend profitieren, dass sie als Auslöser dafür dient, endlich die schönen Dinge in die Tat umzusetzen, die man unbedingt noch gemeinsam erleben möchte.

Wie sinnvoll ist es, das persönliche Demenzrisiko zu ermitteln?

Angehörige von Menschen mit unterschiedlichen Demenzerkrankungen machen sich oft schon in jungen Jahren große Sorgen darüber, ob und wie stark sie erblich belastet sind und wie groß ihr eigenes Risiko für eine Erkrankung ist. Es gibt in letzter Zeit mehr und mehr Angebote, zum Teil über das Internet, für die Bestimmung des eigenen Demenzrisikos. Nicht alle Angebote erfüllen die Kriterien der Wissenschaftlichkeit und Seriosität, die zu wünschen sind.

Falls Sie sich durch die Fragen zum eigenen Demenzrisiko sehr stark belastet fühlen, ist zu empfehlen, sich damit an die spezialisierte Abteilung einer Universitätsklinik zu wenden. Dort kann man mit 95% Sicherheit sagen, ob eine erbliche Disposition besteht oder nicht. Niemand kann jedoch in die Zukunft sehen und niemand kann einschätzen, ob der einzelne Patient zu den 5% zählt, die trotz Risiko nicht erkranken.

Wie wirkt sich die Aussage mit 95% Wahrscheinlichkeit demenzkrank zu werden auf die Lebensqualität eines Menschen aus?

Von einem rein menschlich motivierten und wissenschaftlich nicht abgesicherten Standpunkt aus erscheint es wesentlich aussichtsreicher, seine ganze Energie in die Umsetzung präventiver Maßnahmen zu investieren, anstatt sich – über Jahre hinweg – auf die Suche nach den besten Möglichkeiten einer besonders frühzeitigen Bestimmung des Erkrankungsrisikos zu machen.

4 Was schützt und was bedroht das Gehirn?

4.1 Den Risikofaktoren auf der Spur

Körperliche, psychische und soziale Risikofaktoren begleiten uns und unser Gedächtnis ein Leben lang. Für die Erhaltung unserer Gedächtnisleistung ist es von großer Bedeutung, diese Risiken zu kennen und zu wissen, wie sie verringert werden können. Denn, was wir zum heutigen Zeitpunkt mit großer Sicherheit sagen können ist, dass körperliche Gesundheit und geistige Fitness eng zusammenhängen und dass dieser Zusammenhang mit dem Älterwerden eine immer größere Rolle spielt. Ein junges Gehirn kann Erkrankungen, oder die Folgen ungesunder Lebensführung, noch relativ gut kompensieren. Im höheren Lebensalter ist die Funktionsfähigkeit des Gehirns hingegen extrem eng an körperliche Faktoren gekoppelt.

Wenn man von „Prävention" oder „Schutzmaßnahmen" bezüglich der Entwicklung einer Demenz spricht, kann man sich leider nicht, wie bei manch anderen Erkrankungen, an einem bestimmten Setting oder Vorgehen orientieren. Der Grund dafür ist, dass wir noch nicht genau genug wissen, wie die Erkrankung ausgelöst wird und zudem noch über keine Therapie verfügen, die die Erkrankung heilen könnte. Was wir aber aus anderen Zusammenhängen wissen ist, dass eine gute Verteidigung der beste Angriff ist. Auf Grund aktueller Studienergebnisse kann man davon ausgehen, dass bereits die Umsetzung einer einzelnen Schutzmaßnahme, ausgewählt aus den vielen vorhandenen Möglichkeiten, die Anzahl der Erkrankungsfälle deutlich reduziert. Dr. Gary Small, Direktor des Longevity Zentrums der University of California Los Angeles (UCLA) berichtet, auf der Grundlage verschiedener Studien, die den Zusammenhang zwischen Lebensstil und Entwicklung einer Demenzerkrankung erforscht haben, wurde festgestellt, dass der Beginn der Erkrankung um einige Jahre hinausgezögert werden kann, wenn man seinen Lebensstil auf Risikofaktoren hin untersucht und je nach Ergebnis entsprechend verändert. Bereits wenn ein Faktor berücksichtigt wird, wirkt sich dies positiv aus. Wenn aber gleichzeitig mehrere Faktoren berücksichtigt werden, ist eine additive Wirkung zu erwarten. Vorsichtig geschätzt, besteht nach derzeitigem Wissen die Annahme, dass man durch präventives Verhalten – statistisch gesehen – bis zu vier krankheitsfreie Jahre dazugewinnen kann (Small/Vorgan 2011, 21f).

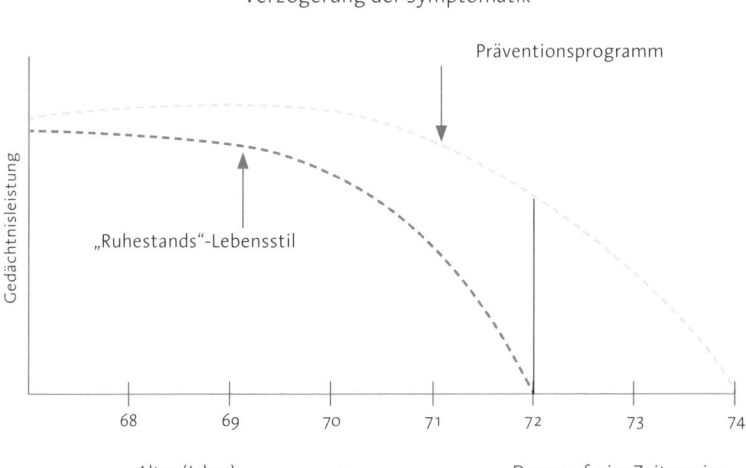

Abb. 7: Effekte präventiven Verhaltens
(nach Small/Vorgan 2011, 23)

Die Alterung ist ein komplexes Geschehen, auf das viele Faktoren einen Einfluss haben, die in Wechselwirkung zueinander stehen. So gibt es Faktoren, die wir selbst beeinflussen können und

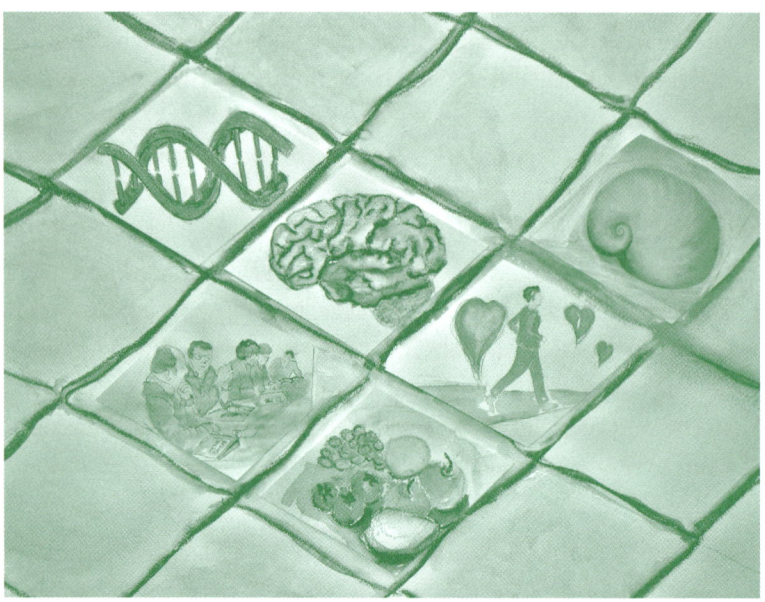

Abb. 8: Schutz- und Risikofaktoren

solche, auf die wir keinen Einfluss haben. Im Folgenden sollen die verschiedenen Bereiche analysiert werden.

Die genetischen Faktoren und die Biologie zählen zu jenen Aspekten, die sich unserer aktiven Einwirkung entziehen. Im Nachhinein kann man sich weder andere Eltern aussuchen, noch etwas an den Grundlagen wie Geschlecht, Körperbau, oder der Anzahl der Nervenzellen verändern, in welche man hineingeboren wurde. Diese Faktoren umfassen die Bereiche, die uns tatsächlich vom Schicksal in die Wiege gelegt wurden. An fast allen anderen Rädchen, die zusammenwirken, kann man drehen, das heißt, selbst aktiv Einfluss zu nehmen.

Vielleicht haben Sie schon viel zu diesem Thema gehört und gelesen, was wissen wir aber genau? Und vor allem was hält uns davon ab, unser Wissen in die Tat umzusetzen?

Eine Möglichkeit, sich den folgenden Themen anzunähern, bietet der Fragebogen zum Lebensstil (→ Kap. 5, Tab. 1)

Herz-Kreislauf-System

Wann haben Sie sich zuletzt Gedanken über Ihr Herz-Kreislaufsystem gemacht? Als Ihnen beim Treppensteigen die Luft weggeblieben ist, als Sie nachts plötzlich Ihr Herz stolpern spürten? In der Regel schenken wir unserem Körper nicht viel Beachtung, solange wir ihn nicht spüren und er seinen Aufgaben klaglos nachkommt. Bei vielen Erkrankungen ist es jedoch so, dass sie sich erst dann bemerkbar machen, wenn der Schaden bereits entstanden ist. Dies gilt auch für das *Herz-Kreislaufsystem*. Lange Zeit, bevor katastrophale Auswirkungen, wie ein Herzinfarkt oder ein massiver Schlaganfall eintreten, laufen schädliche Prozesse in unseren Gefäßen ab, die zu einer verminderten Blutversorgung in allen wichtigen Organen und nicht zuletzt im Gehirn führen. Die Ursache dafür ist der *erhöhte Blutdruck*, welcher im deutschsprachigen Raum zu den häufigsten nicht erkannten und unbehandelten Erkrankungen zählt. Mehr als die Hälfte der Betroffenen werden nicht oder nicht ausreichend, gegen erhöhte Blutdruckwerte behandelt. Männer und Frauen sind mittlerweile gleich häufig betroffen.

Der Blutdruck sollte in Ruhe einen Wert von 120/80 nicht überschreiten.
(Empfehlung der Weltgesundheitsorganisation WHO)

Schaffen Sie sich ein Blutdruckmessgerät an und kontrollieren sie regelmäßig Ihren Blutdruck. Werte von 140/90 und mehr, gelten bereits als leicht erhöht und sollten abgeklärt und bei Bedarf behandelt werden, da die unmittelbare Folge schädliche Veränderungsprozesse an den Gefäßwänden sind. Schon kleinste Beeinträchtigungen der Blutversorgung der Nervenzellen im Gehirn erhöhen das Risiko für die spätere Entwicklung von Demenzerkrankungen. Da das Gehirn, wie kaum ein anderes Organ, über Kapazitätsreserven und Plastizität (die Fähigkeit, Schäden auszugleichen, indem andere meist benachbarte Zellen die Funktion einer geschädigten Zelle oder Region übernehmen) verfügt, laufen solche Schädigungsprozesse oft über viele Jahre völlig unbemerkt ab. Kommt dann allerdings eine weitere Belastung hinzu, z. B. die Ansammlung schädlicher Eiweißrückstände (Plaques), kann das vorgeschädigte Gehirn diese nicht mehr so gut kompensieren, und einer Demenz kann so der Weg geebnet werden.

Während Menschen, die im mittleren Lebensalter an einem nichtbehandelten Bluthochdruck leiden, ein um bis zu fünf Mal höheres Risiko haben, eine Demenzerkrankung zu entwickeln, zeigen Personen mit erfolgreich behandeltem Bluthochdruck kein erhöhtes Risiko im Vergleich zur Normalbevölkerung.

Falls Sie an Bluthochdruck (unterer Wert über 95) leiden, stellen Sie eine Liste mit fünf Möglichkeiten zusammen, wie Sie Ihren Blutdruck senken können (nicht immer sind dazu Medikamente erforderlich) und überlegen Sie, welche Sie in der nächsten Woche konsequent erproben möchten. Viel Spaß dabei!

Diabetes mellitus

Kennen Sie Ihren aktuellen Blutzuckerwert morgens, nüchtern? Wissen Sie, wie hoch der Blutzucker zu diesem Zeitpunkt sein dürfte? Diabetes, in diesem Fall ist der sogenannte „Altersdiabetes" oder Diabetes Typ 2 gemeint, ist ebenso schädlich wie unauffällig. Erhöhte Blutzuckerwerte bemerken wir, wenn nicht extreme Spitzenwerte überschritten werden, in der Regel überhaupt nicht. Eher ist uns schon das schummrige Gefühl geläufig, wenn wir zu lange nichts gegessen haben und im „Unterzucker" sind.

Glucosewerte zwischen 70 und 100 mg/dl gelten als unbedenklich.

Wer regelmäßig über diesem Wert liegt, riskiert massive Schädigungen an den Blutgefäßen im ganzen Körper, aber natürlich auch im Gehirn. Deren Auswirkungen auf die Versorgung der Nervenzellen, als Folgen sind Gedächtnisveränderungen und ein erhöhtes Risiko für die Entwicklung einer vaskulären (gefäßbedingten) Demenzerkrankung. Zusätzlich konnte nachgewiesen werden, dass Diabetes zur verstärkten Ablagerung von schädlichen Eiweißsubstanzen (Plaques) im Gehirn führt und somit das Risiko für die Entwicklung einer Demenz vom Alzheimer Typ deutlich erhöht.

Die Ursache dieser Problematik liegt in der erhöhten Konzentration von Insulin im Blut und somit auch im Gehirn. Für den Abbau von erhöhtem Insulin ist im Organismus das Insulin abbauende Enzym IDE (Insulin-Degrading Enzyme) verantwortlich, dieses Enzym verfügt aber auch über die Fähigkeit andere Substanzen abzubauen, darunter das Eiweiß beta-Amyloid, welches im Gehirn von Alzheimer Patienten im Übermaß vorhanden ist und für die Bildung der schädlichen Amyloiden Plaques verantwortlich ist.

Für diese Substanz gibt es tatsächlich keinen anderen Abbauweg als durch das Insulin abbauende Enzym. Dies macht die Bedeutung dieses Schneidewerkzeuges für die Gehirngesundheit deutlich.

Sobald das Insulin abbauende Enzym in zu hohem Maße damit beschäftigt ist, mit erhöhten Insulinwerten fertig zu werden, kann es die Aufspaltung gefährlicher Eiweißverbindungen im Gehirn nicht mehr gründlich genug erledigen. Es ist von dieser wichtigen Aufgabe sozusagen abgelenkt und die gefährlichen Substanzen können ungehindert ihr zerstörerisches Werk vollbringen.

Extreme Unterzuckerung, darauf sei an dieser Stelle ebenfalls hingewiesen, ist für die Funktion der Nervenzellen im Gehirn auch äußerst schädlich und sollte daher bei Gesunden, besonders aber bei Diabetikern dringend vermieden werden.

Lassen Sie bei Ihrem Hausarzt oder in der Apotheke Ihren Blutzuckerspiegel bestimmen.

Cholesterin

Gelingt es Ihnen noch, herzhaft und ohne schlechtes Gewissen in ein dick mit Butter bestrichenes Stück Brot zu beißen, oder kämpfen auch Sie bereits mit *erhöhten Cholesterinwerten*?

Der Cholesterinspiegel gilt als erhöht, wenn der Wert über 200mg/dl für das Gesamtcholesterin (Blutfettwert) liegt.

Ab dann sollte eine differenzierte Untersuchung erfolgen? Da erhöhtes Cholesterin schädliche Auswirkungen auf die Blutgefäße hat und somit die Minderversorgung der Nervenzellen im Gehirn verursacht, gilt es auch diese Erkrankung ernst zu nehmen, obwohl wir sie nicht spüren. Unabhängig davon, auf welche Weise es gelingt, den erhöhten Cholesterinwert wieder in den Normbereich zurückzuführen, konnte nachgewiesen werden, dass die Senkung des Cholesterinwertes das Demenzrisiko vermindert.

In diesem Zusammenhang ist auch auf die Bedeutung guter Fließeigenschaften des Blutes hinzuweisen. Nur wenn das Blut sich in dieser Hinsicht in einem optimalen Zustand befindet, ist gewährleistet, dass auch die kleinen und kleinsten Blutgefäße, welche für die Versorgung des Gehirns von größter Wichtigkeit sind, von ausreichenden Mengen Blut erreicht und durchströmt werden können.

Kennen Sie Lebensmittel oder Verhaltensweisen, welche sich senkend auf den Cholesterinspiegel auswirken? Sind Ihnen die Medikamente bekannt, welche zur Senkung des Cholesterinspiegels eingesetzt werden?

Vitamine

Eine ausgewogene Ernährung, etwa im Sinne der mediterranen Kost, beugt Vitaminmangel und seinen Folgeerscheinungen vor, auch hier gilt der Satz: "Erkenne dich selbst". Wann wurde bei Ihnen zuletzt Vitamin B12 und Vitamin D kontrolliert? Vitamin B12 ist enorm wichtig für die gute Leistungsfähigkeit unseres Gehirns, Vitamin D beugt unter anderem Osteoporose vor und stellt somit bis ins höchste Alter die Mobilität sicher, welche wieder für die Hirngesundheit grundlegend ist. Andere Mangelerscheinungen, die zum Teil durch Ernährungsfehler, manchmal aber auch erkrankungsbedingt entstehen können, wirken sich ebenfalls sehr direkt auf die Leistungsfähigkeit des Gehirns aus. So kann etwa ein langfristig vorliegender Folsäuremangel zur erhöhten Ausschüttung von Homocystein im Körper führen, was schädliche Auswirkungen auf die Gefäße hat.

Noch nicht völlig eindeutig, dennoch ernst zu nehmen sind Hinweise bezüglich der Gefahren, welche von freien Radikalen (besonders reaktionsfreudige Moleküle, die Zellschäden verursachen können) ausgehen. Nicht nur für die Erhaltung der Gesundheit im Hinblick auf das Gehirn kann festgestellt werden, dass freie Radikale, sofern sie gebildet werden, möglichst rasch wieder abgebaut werden sollten. Daher gilt es, eine der Hauptursachen für ihre Entstehung zu vermeiden, das Rauchen.

Es lohnt sich in jedem Lebensabschnitt, das Rauchen aufzugeben. Auch Personen, welche erst sehr spät mit dem Rauchen aufgehört haben, senken dadurch nachweislich ihr Risiko für die Entwicklung einer Demenzerkrankung.

Nicht nur jene, die das Rauchen aufgegeben haben, auch viele andere, die die ersten Jugendjahre bereits hinter sich gelassen haben, sind mit einem weiteren grundlegend wichtigen Thema konfrontiert, dem Gewicht bzw. dem Übergewicht.

Übergewicht

Besitzen Sie eine Waage? Wie regelmäßig wiegen Sie sich? Kennen Sie die Formel für den BMI?

Unser Lebensstil, das Überangebot an hochwertigen aber leider oft auch hochkalorischen Lebensmitteln, der Mangel an anderen Entspannungsquellen, führen dazu, dass viele von uns zu viel von den falschen Dingen zu sich nehmen und damit auch zunehmen.

Es gilt die einfache Formel, dass wir, um nicht zuzunehmen, nur so viele Kalorien aufnehmen dürfen, wie unser Körper wieder verbraucht und das sind in der westlichen Komfortgesellschaft nicht allzu viele.

Hier soll keineswegs dem Magerwahn das Wort geredet werden, niemand muss, um für seinen Körper und sein Gehirn vorzusorgen, dünn sein. Übergewicht ist allerdings ein Gesundheitsrisiko und erhöht das Risiko für Demenzerkrankungen. Was bedeutet nun Übergewicht? Für die Bestimmung ist von Bedeutung, ob man sich diesseits oder jenseits des 60. Lebensjahres befindet. Für eine Person über 60 Jahre gilt:

Ein BMI von mehr als 27 bedeutet Übergewicht. Der BMI (Body-Mass-Index) errechnet sich aus dem Körpergewicht (in Kilogramm), geteilt durch die Körpergröße (in Metern zum Quadrat).

Für Jüngere gilt ein BMI von mehr als 25 bereits als erhöht. Der früher gerne bemühte Hinweis darauf, dass man sehr schwere Knochen habe, ist zwar wissenschaftlich oder medizinisch für die Erklärung des Körpergewichtes nicht haltbar. Der Body-Mass-Index wird dennoch häufiger dafür kritisiert, dass er zu wenig auf den Körperbau Rücksicht nimmt und sportlich durchtrainierte Personen mit viel Muskelmasse völlig zu Unrecht als übergewichtig beurteilt werden könnten. Ein zusätzlicher Hinweis kann daher vom Bauchumfang abgeleitet werden. Für Frauen gelten

Ergebnisse von 80 bis 88 cm als oberer Grenzwert, für Männer sind dies Werte von 94 bis 102 cm. Verfeinert werden kann die Aussagekraft durch folgende Formel:

> Für gesundes Altern gilt die neue Formel Waist-to-height-Ratio: Taillenumfang in Zentimetern, geteilt durch die Körpergröße in Zentimetern. Für Jüngere wird ein Wert von kleiner 0,5, für über 50-Jährige ein Wert von bis 0,6 als optimal angesehen.
> *Lassen Sie in der Apotheke das Verhältnis von Wasser, Muskelmasse und Fett in Ihrem Körper bestimmen.*

Bewegungsmangel

Für fast alle der bisher genannten gesundheitlichen Risikofaktoren oder Erkrankungen, mit Ausnahme von Mangelerscheinungen gibt es ein Gegenmittel: ausreichende, regelmäßige und gesunde Bewegung. Doch ausgerechnet der Bewegungsmangel ist eines der großen Probleme der Gegenwart. Das mag angesichts der boomenden Fitnessindustrie erstaunen, es gibt schließlich an jeder Ecke ein Fitnessstudio und die Werbung überhäuft uns mit Ausrüstungsvorschlägen für immer neue Trendsportarten.

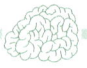

Gehen Sie in Gedanken Ihren Haushalt durch, wie viele Paar Funktions-, Lauf-, Trecking-, oder Walkingschuhe besitzen Sie? Wie stark sind diese getragen? Welche anderen Ausrüstungsgegenstände, Stöcke, Schläger, Kleidungsstücke befinden sich in Ihren Schränken oder im Keller?

Diese Entwicklung weist deutlich darauf hin, dass unser ganz normaler Alltag und unsere Berufstätigkeit in der Regel nicht mehr mit genügend körperlicher Aktivität verbunden sind. Auch in der Freizeit bewegen sich viele von uns noch nicht genug. Falls Sie mehrmals pro Woche sportlich aktiv sind, herzlichen Glückwunsch. Sie dürfen die nächsten Zeilen überspringen.

Bis zum Alter von 85 Jahren baut der Körper bis zu 50% der Muskelmasse ab, etwa 10% Muskelmasse gehen in der Zeit zwischen dem fünfunddreißigsten und fünfzigsten Lebensjahr verloren. Begleitet wird dieser Prozess von Umbauvorgängen, welche die Muskeln auch schlaffer oder steifer werden lassen. Bewegungsmangel kann zudem über den Umweg mangelnder Durchblutung, verringerter Sauerstoffzufuhr und unzureichender kardiovaskulärer Ausdauer, zu Arteriosklerose (Gefäßverkalkung), Herz-Kreislauferkrankungen, Entzündungsreaktionen, Übergewicht und den weiteren oben genannten Erkrankungen beitragen.

Wir können mit Sicherheit sagen, dass durch ausreichende Bewegung erhöhte Blutzucker- und Cholesterinwerte in vielen Fällen gut behandelt werden können. Bewegung an der frischen Luft, eventuell in Gemeinschaft, führt darüber hinaus zum Abbau psychischer Spannungen und trägt zur Verbesserung der Stimmung bei.

Bitte beachten Sie unbedingt bei Sportarten, die ein erhöhtes Risiko für Kopfverletzungen mit sich bringen, niemals ohne Helm! Die Vermeidung von Kopfverletzungen gehört zur Prävention von Gedächtnisstörungen.

Eine gute Nachricht ist, dass auch ganz alltägliche Abläufe wie normales Gehen oder Treppensteigen positive Effekte haben. Die früher vertreten Lehrmeinung, man müsse unbedingt mindestens dreimal pro Woche und mindestens für

30 Minuten trainieren, wurde inzwischen relativiert. Falls Ihnen 30 Minuten zu lang sind, oder Sie diese in Ihren täglichen Abläufen schlecht unterbringen können, müssen Sie Folgendes wissen: Die positiven gesundheitlichen Auswirkungen konnten auch nachgewiesen werden, wenn die Bewegung auf dreimal 10 Minuten verteilt wurde.

Körperliche Aktivität hat eine neuroprotektive Auswirkung auf das Gehirn. Metaanalysen aus verschiedenen Studien zeigen, dass das Risiko, eine Demenz zu entwickeln, durch körperliche Aktivität im mittleren Erwachsenenalter deutlich herabgesetzt werden kann. Auch das Risiko, eine leichte kognitive Beeinträchtigung (MCI) zu entwickeln, kann dadurch gesenkt werden. Ein Jahr aerobes Training (Bewegungsformen bei deren Durchführung man normal atmen und sich evtl. auch unterhalten können soll) war verbunden mit einer Verbesserung der kognitiven Leistungen (Ahlskog et al. 2011).

Überlegen Sie, welche Bewegungsform zu Ihnen passt? Was würde Ihnen Spaß machen? Gehen, Laufen, Tanzen, Yoga, Schwimmen, Ballspiele, …. ? Wann haben Sie dies zuletzt gemacht? Mit wem?
Bearbeiten Sie bitte auch den Fragebogen zur körperlichen Fitness (→ Kap. 5, Tab. 3)

Stress

Herausforderungen, Aufgaben und auch Stress gehören zum Leben dazu. Dauerstress, der im schlechtesten Fall in einem Burn–Out mündet, stellt hingegen einen gefährlichen und bislang deutlich unterschätzen Risikofaktor für die Gesundheit und Funktionstüchtigkeit unseres Zentralnervensystems dar.

Moderne bildgebende Verfahren (FMRI-Funktionelle Magnet-Resonanztomographie) erlauben es, feinste Strukturen im Gehirn nicht nur sichtbar zu machen, sondern dabei zuzusehen, wie aktiv diese jeweils an Vorgängen im Gehirn beteiligt sind. Bei untersuchten Personen, die gerade eine traumatische Belastungssituation (eigene schwerste Erkrankung, Unfall eines Angehörigen, Bedrohung oder Krieg) durchlebt hatten, aber auch bei Menschen in chronischen, langanhaltenden, ausgeprägten Stresssituationen, war der Stoffwechsel im Gehirn verändert. Gegenüber nicht belasteten Kontrollpersonen war auch eine Verminderung des Hippocampusvolumens nachweisbar. Der *Hippocampus* (der Name leitet sich davon ab, dass dieser Teil des Gehirns Ähnlichkeit mit einem Seepferdchen aufweist) ist eine Region im Gehirn, welche vorrangig für die erfolgreiche Verarbeitung von neuen Informationen und deren Weiterleitung in das Langzeitgedächtnis verantwortlich ist. Auch für den Abruf schon gespeicherter Inhalte aus dem Langezeitgedächtnis, benötigen wir die Aktivität des Hippocampus. Eine Verringerung seines Volumens bedeutet, dass Nervenzellen degenerieren und sich zurückbilden. Dies deutet auf Schädigung durch ein Übermaß an Stresshormonen hin.

Sobald wir eine Situation erleben, welche wir als Stress einschätzen, produzieren unsere Nebennieren *Kortisol*. Im Zuge der Stressreaktion werden noch weitere vielfältige Veränderungen im Hormonsystem (Adrenalinausschüttung), der Durchblutung und im Stoffwechsel (Bereitstellung von mehr Glucose im Blut) ausgelöst. Alle zusammen dienen dazu, kurzfristig die Leistungsfähigkeit zu erhöhen, Reserven jeder Art zu mobilisieren und uns in die Lage zu versetzen, mit einer Herausforderung umzugehen. Dauert die Stresssituation nur kurz, von Minuten bis Stunden, maximal ein paar Tage, so ist diese Reaktion sehr hilfreich und auch nicht bedenklich für unsere Gesundheit.

Die gegenwärtigen Anforderungen des täglichen Lebens, vor allem des Berufslebens führen aber dazu, dass ein hoher Prozentsatz der Bevölkerung Dauerstress ausgesetzt ist. Viele der Stressoren lassen sich auch objektiv nicht wesentlich beeinflussen. Die Flut an Informationen und Emails, welche uns täglich erreichen, technische Geräte, die uns das Leben sehr erleichtern, solange sie gut funktionieren, aber Stress verursachen, sobald sie dies nicht tun, telefonische Erreichbarkeit an allen Orten und teils rund um die Uhr, bestimmen unsere Tagesabläufe. Die Folgen können sich in verschiedenen Symptomen zeigen, z. B.:

- *Nervosität,*
- *Verspannungen,*
- *negativen Erwartungen,*
- *Ängstlichkeit,*
- *Magenproblemen,*
- *Schlafstörungen,*
- *Blutdruckanstieg.*

Der Austro-Kanadische Endokrinologe Hans Selye beschrieb bereits in den 50er Jahren des vorigen Jahrhunderts, die Folgen von andauernder Stressbelastung. Der Organismus gerät in die Phase des *allgemeinen Anpassungssyndroms* (AAS). Dieses führt zu einer Überaktivierung des Hypophysen-Nebennierenrinden-Systems, welche sich in einem erhöhten Spiegel des „Stresshormons" Kortisol niederschlägt. Kortisol führt im Körper zuerst zur Freisetzung von Glucose, dafür werden unter anderem Proteine aus der Muskelmasse verwendet, diese Vorgänge führen dann in der Folge zur erhöhten Ausschüttung von Insulin. Zusätzlich werden die Abwehrkräfte geschwächt. Eine weitere Auswirkung sind erhöhte Entzündungswerte.

Unterziehen sich Personen, welche längerfristig hoher Stressbelastung ausgesetzt waren, neuropsychologischen Tests, so sind verminderte Gedächtnisleistungen, verringerte Fähigkeiten im Wortabruf und Beeinträchtigungen im schlussfolgernden Denken nachweisbar. Entsprechende Ergebnisse zeigten sich auch bei Versuchspersonen, denen Cortisolinjektionen verabreicht wurden.

Der Zusammenhang zwischen unbewältigtem Stress und Gedächtnisstörungen liegt somit auf der Hand. Wie zu Beginn bereits dargestellt, ist besonders der Hippocampus von den schädigenden Einflüssen betroffen. Er ist zugleicht eine der ersten Regionen im Gehirn, an welcher Zellverluste bei einer beginnenden Demenz vom Alzheimer Typ sichtbar werden. Somit ist von einem engen Zusammenhang zwischen Stressbelastung und einer Erhöhung des Demenzrisikos auszugehen, aber man kann etwas zur Verringerung dieses Risikos tun.

Gelingt es, mit belastenden Lebensereignissen und Stresssituationen mithilfe einer Therapie und/oder durch regelmäßige Entspannungsübungen oder Achtsamkeitstraining erfolgreicher umzugehen, so kommt es zu einer Erholung der geschädigten Nervenzellen. Das Hippocampusvolumen kehrt in den Normbereich zurück und die Gedächtnisleistungen verbessern sich ebenfalls wieder.

Viele Menschen sind sich ihrer Stressbelastung bewusst und wissen, dass sie etwas dagegen unternehmen sollten. Zur Einschätzung des *tatsächlichen Ausmaßes* kann die Beantwortung eines *Stressfragebogens* dennoch hilfreich sein(→ Kap. 5, Tab. 4)

Beantworten Sie alle Fragen so wahrheitsgemäß wie möglich und kreuzen Sie jeweils an, ob Sie das Symptom selten, manchmal oder oft bei sich beobachten. Verbinden Sie dann die Ant-

*wortkreuzchen mit einer durchgehenden Linie. Wenn die über-
wiegende Anzahl der Antworten in den grünen Bereich fällt, so
besteht kein großer Handlungsbedarf, da Sie entweder bereits
über gute Bewältigungs- und Entlastungstrategien verfügen,
oder aktuell in der erfreulichen Situation sind, nur mit einem
verträglichen Ausmaß an Stress konfrontiert zu sein. Sollte
sich eine beträchtliche Menge der Antwortkreuze im gelben
Bereich befinden, widmen Sie Entlastungsmöglichkeiten ver-
stärkte Aufmerksamkeit. Je weiter rechts sich die von Ihnen
gezogene Linie befindet, desto bedrohlicher kann das erlebte
Ausmaß an Stress sich auf Ihre Gehirngesundheit auswirken.
Lesen Sie bitte ausführlich die Anregungen (→ Kap. 6) und
fangen Sie noch heute mit zumindest einer Entspannungs-
übung an.*

4.2   Wie man das Gehirn schützen kann

Kognitive Aktivität

„Wer rastet, der rostet" oder englisch „use it or loose it". Wie
man auch zu solchen Spruchweisheiten stehen mag, ein Quänt-
chen Wahrheit oder sogar deutlich mehr, steckt in ihnen. Unser
Gehirn ist zwar nicht direkt mit der Muskulatur zu vergleichen,
dennoch lässt sich eindeutig belegen, dass Nichtgebrauch in beiden Fällen zur Schwächung führt. Das Gehirn altert wie unser
gesamter Organismus, und bei Erwachsenen vermindert sich das
Gehirnvolumen um etwa zwei Prozent pro weitere 10 Lebens-
jahre. Das Gehirn von Kindern ist durch vielfältige Ausdifferen-
zierungs- und Wachstumsvorgänge gekennzeichnet und verfügt
über enorme Reserven und ausgeprägte Plastizität (Umbildungs-
fähigkeit).

Bis vor nicht allzu langer Zeit wurde die Auffassung vertreten,
die Pubertät sei der Endpunkt dieser Entwicklungsphase und vor

allem, Umstrukturierungen und neue Verknüpfungen wären damit nicht mehr möglich. Für die einen zur Freude, für die anderen eher als Verpflichtung kann somit gesagt werden, nicht nur lebenslanges Lernen, auch lebenslanges Aus- und Aufbauen von neuronalen Strukturen ist möglich. Ergebnisse aus der Rehabilitationsforschung belegen, dass (zwar deutlich langsamer als bei Kindern) durchaus auch bei Erwachsenen und alten Menschen benachbarte Regionen sogar Funktionen neu übernehmen können, wenn andere Nervenzellen, die bisher dafür zuständig waren (z. B. bei einem Schlaganfall) zerstört wurden. Umgekehrt gibt es ausreichend fundierte Aussagen darüber, dass geistige Inaktivität eine Erhöhung des Risikos für die Entwicklung einer Demenzerkrankung bedeutet. Dies spiegelt sich auch in den Befunden, die belegen dass eine langjährige Ausbildung bzw. hohe Bildung einen Schutzfaktor bezüglich der Krankheitsprozesse darstellt.

Bildung erfährt der Mensch aber keineswegs nur in Schulen oder Universitäten. Bildung erlangen wir durch die vielfältigen Herausforderungen, mit denen unsere moderne Lebensweise und der Beruf häufig verknüpft sind. Bildung im weitesten Sinne findet auch in allen sozialen Prozessen und im Bereich von Interessen und Liebhabereien statt. Durch lebenslanges Lernen und lebenslange geistige Regsamkeit füllen wir eine wichtige Reserve auf.

„Kognitive Reserve ist nicht einfach genetisch determiniert, sondern unterliegt offenbar lebenslang wirksamen Einflüssen, von denen physische und kognitive Aktivitäten aus klinischer Sicht die größte Bedeutung haben." (Schröder/Pantel 2011, 64)

Es ist also möglich, das Gehirn durch den Aufbau unzähliger neuronaler Verknüpfungen zu stärken. Ein aktives, dicht verknüpftes und dadurch starkes Gehirn, wird von ersten Veränderungen oder den schädlichen Ablagerungen nicht so sehr in seiner Funktion gestört, wie ein inaktives, wenig vernetztes.

Eine Pilotstudie, in welcher bei Patienten mit leichter kognitiver Beeinträchtigung (MCI) untersucht wurde, wie sich kognitives Training auf den Hippocampus auswirkt, konnte gezeigt werden, dass sich der Hippocampus durch Training vergrößert und seine Funktionalität verändert. Dies weist darauf hin, dass die Plastizität nicht nur bis ins hohe Alter sondern auch bei Personen mit MCI erhalten bleibt (Rosen et al. 2011).

Ansätze für das kognitive Training im Alter

In der gerontologischen Literatur finden sich eine Vielzahl von Trainingsansätzen, welche versuchen die Gedächtnisleistungen im Alter zu optimieren. Die Zielsetzungen und die Zielgruppen dieser Trainingsprogramme sind sehr verschieden. Manche zielen auf die gesunden älteren Menschen und andere auf bestimmte Gruppen mit pathologischen Veränderungen ab. Die Ansätze sind meist theoriegeleitet und betreffen Gedächtnisleistungen, die im Alter und im höheren Lebensalter nachlassen, wie z. B. die fluiden Leistungen. Die Ergebnisse über die Trainierbarkeit der fluiden Leistungen sind sehr einheitlich und besagen, dass aufgabenspezifische Fertigkeiten bis ins höhere Lebensalter sowohl im selbst durchgeführten, als auch in einem angeleiteten Training trainierbar sind.

Diese Trainingserfolge haben sich auch über längere Zeiträume als stabil erwiesen. Sie zeigten allerdings keinen Transfer auf andere kognitive Bereiche und eine begrenzte Auswirkung auf die Alltagsleistungen. Die Trainingsergebnisse werden von Variablen wie Vorgeschichte und Gesundheitszustand, Ängstlichkeit und Testerfahrung beeinflusst. Es hat sich gezeigt, dass kognitive Trainings einen positiven Effekt auf das Selbstkonzept der älteren Teilnehmerinnen haben und daher ein wichtiger Aspekt bei der Anwendung von Präventionsmaßnahmen sind (Glück/Heckhausen 2001).

Gedächtnistraining für eine bessere Alltagsbewältigung

In verschiedenen Trainingsansätzen wird versucht, Hilfestellungen zu vermitteln, mit denen unterschiedliche alltagsrelevante Lern- und Gedächtnisaufgaben verbessern werden können. Bei Vergleichsstudien zwischen alltagsnahen Trainingsinhalten und reinen funktionsorientierten Aufgaben, konnte gezeigt werden, dass ältere, gesunde Personen von einem alltagsnahen Trainingsansatz profitieren. In den meisten funktionsorientierten Studien werden Strategien geübt, wie z. B. die Methoden der Orte (ein bestimmter Weg mit mehreren markanten Stationen wird als Stütze für das Erinnern von Wortlisten etc. benützt). Im Ergebnis zeigte sich, dass die erwünschten Leistungen trainiert wurden, dies aber keine merkliche Auswirkung auf den Alltag hatte.

Bei anderen Trainingsansätzen wird die Optimierung von *Problemlösungsstrategien* angestrebt. In der Seattle Longitudinal Study, einer breit angelegte Langzeitstudie konnte bewiesen werden, dass die Teilnehmer sich durch das Training in dieser Zielvariablen verbesserten und die Erfolge über 7 Jahre aufrechterhalten konnten (Lustig et al. 2009).

Aus derselben Studie lässt sich auch die Erkenntnis ableiten, dass bei den meisten gesunden Menschen mit dem Älterwerden keine besonderen Veränderungen der kognitiven Leistungen verbunden sind, mit Ausnahme der Informationsverarbeitungsgeschwindigkeit. Nach dem 60. Lebensjahr zeigen sich erst langsame und dann etwas deutlichere Veränderungen, zumeist sind davon aber besondere jene Fähigkeiten betroffen, die zu wenig geübt wurden.

Eine häufig zitierte Studie ist die ACTIVE – Studie (ACTIVE = Advanced Cognitive Training for Independent and Vital Elderly) (Ball et al. 2002). 4 Gruppen von Teilnehmern wurden dabei ausführlich untersucht: eine Strategiegruppe, eine Gedächtnistrainingsgruppe, eine Gruppe Schnelligkeitstraining und eine Kontrollgruppe (ohne Training). Alle Trainingsgruppen nahmen an 10 Sitzungen unter Anleitung eines geschulten Trainers teil.

Jene Gruppen, die am Strategie- und Gedächtnistraining teil-
genommen hatten, konnten sich für 5 Jahre in den trainierten
Leistungen verbessern. Die Strategiegruppe, die in „reasoning"
(Problemlösen, logische Schlussfolgerungen, Mustererkennung)
geschult war, wurde auch in den Alltagsaktivitäten besser.

Andere komplexe Trainingsprogramme haben die Optimierung motivationaler Lernvoraussetzungen zum Ziel. Dabei werden auf einer metakognitiven Ebene Informationen über die
Funktionsweise des Gedächtnisses vermittelt, so dass die Teilnehmer eine Einsicht darüber gewinnen können, warum und wie
sie etwas trainieren. Auch in diesen Ansätzen konnte eine hohe
Effektivität des Trainings nachgewiesen werden. Die Trainingserfolge blieben über längere Zeiträume erhalten.

Zu den präventiv wirkenden Programmen gehört im deutschsprachigen Raum das SimA-Projekt (www.sima-akademie.
de). Ein übergeordnetes Ziel dieses Projektes ist die Erhaltung
der Selbstständigkeit. Dafür wurden Trainingsprogramme
für das Gedächtnis, die Psychomotorik und die Alltagskom-
petenz entwickelt und durchgeführt. Die Ergebnisse zeigten
Trainingserfolge in den kombinierten Gedächtnis- und Psycho-
motorik-Trainingsgruppen mit einer hohen Stabilität in den
Trainingserfolgen über 4 Jahre (Oswald/Rödel 1995). Außerdem
wurden präventionsorientierte Programme zur Aufrechterhal-
tung physischer Fitness und zur Optimierung der Informationsverarbeitungsgeschwindigkeit entwickelt. Auch sie betonen die
besondere Effektivität des kombinierten (körperlich und geistig)
Trainingsansatzes. (Bashore/Goddard 1993). In den letzten Jahren nimmt die Anzahl von Studien zu, die Trainingserfolge durch
computerunterstützte Trainingsprogramme oder interaktive In-
ternetplattformen überprüfen.

Generell kann gesagt werden, das nicht nur Gesunde sondern
durchaus auch beginnend Demenzkranke von einem multi-
modalen Gedächtnistraining in der Anfangsphase der Erkrankung gut profitieren. Es werden Verbesserungen, sowohl in der

Stimmung als auch in den verschiedenen Teilleistungen berichtet. Es wird empfohlen das Training, nach einer eingehenden neuropsychologischen Testung, genau abgestimmt und erfolgsorientiert auszurichten. Die Trainingsergebnisse variieren je nach Ansatz, Anzahl und Dauer der Trainingseinheiten.

Falls Sie Ihre aktuelle Kurzzeitgedächtniskapazität überprüfen möchten, so bearbeiten Sie bitte die Aufgaben dazu (→ Kap. 5, Tab. 1).

Schlaf

Vieles, was früher schon der Volksmund zum Thema Schlaf berichtete, wird jetzt durch neueste Forschungsergebnisse bestätigt und in seiner Bedeutung untermauert. Zu diesen Themen zählt auch der gesunde *Schlaf*. In europäischen Industrienationen ist die *Schlafdauer* des durchschnittlichen Erwachsenen in den letzten 100 Jahren systematisch weniger geworden. Viele Menschen verbringen, wenn überhaupt, etwa sechs Stunden schlafend in ihrem Bett. Der Schlaf wurde zu einem Zeitraum der Inaktivität degradiert, angesichts der unzähligen Möglichkeiten, welche uns vor allem in städtischer Umgebung auch nachts zur Verfügung stehen und auch angesichts des Informationsangebotes durch Medien und Internet, wird es zusehends schwieriger, rechtzeitig zu Bett zu gehen. Zudem fehlt häufig eine ruhige Übergangsphase, zwischen Tagesaktivitäten und Nachtruhe. Die Mobilität, welche ebenfalls ein Merkmal der Gegenwart darstellt, verbunden mit teils weiten Anfahrtswegen zum Arbeitsplatz, etc. erfordert für viele Menschen frühe Aufstehzeiten. In den dazwischen verbleibenden Stunden müssen aber ausgesprochen wichtige Vorgänge im gesamten Organismus ablaufen, um unsere Gesundheit zu erhalten. Besonders bedeutend sind die Stunden des Schlafes für Reparatur- und Speicherprozesse im Gehirn.

Empfohlen wird eine Schlafdauer von mindestens sieben bis zu acht Stunden für Frwachsene. Diese Zeitspanne ermöglicht ausreichende Erholung für das Zentralnervensystem.

Befunde aus der Lernforschung weisen darauf hin, dass auch schon bei jungen Menschen, z. B. Studenten mangelnder Schlaf nach einem Lernprozess, zu mangelhafter Speicherung der gelernten Inhalte im Langzeitgedächtnis führt. Der Effekt konnte bei ausgeschlafenen und unausgeschlafenen Probanden, sowohl am nächsten Tag, als auch nach Ablauf eines ganzen Jahres nachgewiesen werden. Das Gehirn benötigt für die Verarbeitung neuer Informationen ausreichenden Schlaf. Fest steht auch, dass unser Gehirn während des Schlafens keineswegs untätig ist. Regionen, welche relevant für die Gedächtnisfunktionen sind, zeigen deutliche Aktivität. Jeder von uns hat schon erlebt, dass ein Problem, für welches uns am Vortag keinerlei Lösungsmöglichkeiten einfallen wollten, nach einer gut durchschlafenen Nacht, plötzlich leicht lösbar war. Dasselbe gilt für die Aussage von dem „Buch unter dem Kopfkissen". Natürlich reicht es nicht aus, ein Buch unter das Kissen zu legen, welches man zuvor nicht benutzt hat. Werden aber zu lernende Inhalte vor dem zu Bett gehen wiederholt, so können diese deutlich erfolgreicher abgespeichert werden, als jene, die zu anderen Zeitpunkten des Tages gelernt wurden. Ein Grund dafür liegt in der Tatsache, dass dann keine neuen, unter Umständen aufregenden Informationen mehr nachkommen, welche die zuvor gelernten Inhalte überdecken, der andere Grund sind die im Schlaf intensiv ablaufenden Speicherprozesse.

Ausreichender Schlaf hat darüber hinaus eine weitere wichtige Auswirkung, er hat eine antientzündliche Wirkung. Die Reduktion von Entzündungsparametern im Blut nach ausreichendem

Schlaf ist labormedizinisch nachweisbar. Auf den Zusammenhang zwischen Entzündungsvorgängen und der Entstehung einer Demenz vom Alzheimer Typ wird vermehrt hingewiesen. Einer der Befunde, der diese These stützt, ist die Tatsache, dass Personen, die aufgrund einer rheumatischen Erkrankung regelmäßig antientzündliche Medikamente einnehmen müssen, eine im Vergleich zur Normalbevölkerung geringere Wahrscheinlichkeit für die Entwicklung einer Demenz vom Alzheimer Typ aufweisen.

Wer weniger als sieben oder acht Stunden pro Nacht schläft, ist zudem anfälliger für Übergewicht, schon sechzehn Minuten weniger Schlaf pro Nacht reichen dafür aus. Ebenso erhöht sich das Risiko für Diabetes.

Somit steht fest, dass es ausgesprochen lohnend ist, auf gute Schlafqualität zu achten. Von einer ernstzunehmenden Schlafstörung wird gesprochen: wenn die Probleme mindestens dreimal oder öfter pro Woche auftreten, wenn der Zeitraum, in welchem dies besteht, schon mehr als vier Wochen umfasst und das Ausmaß der Beeinträchtigung so ausgeprägt ist, dass es tagsüber zu Auswirkungen auf die Stimmungslage und die Leistungsfähigkeit kommt. Ob in dieser Hinsicht Handlungsbedarf besteht, können Sie nach der Beantwortung des entsprechenden Fragebogens (→ Kap. 5, Tab. 5) einschätzen.

Der erste Schritt, um eine Schlafstörung festzustellen, ist die genaue medizinische Abklärung. Sie können diese ambulant, bei einem dafür spezialisierten Arzt, oder in einer Klinik mit Schlaflabor abklären lassen. Als Vorbereitung dafür kann man den Pittsburgh Schlafqualitätsindex (PSQI) verwenden, der im Internet zu finden ist (Deutsche Gesellschaft für Schlafforschung und Schlafmedizin: www.charite.de/dgsm/dgsm/).

Stimmung

Ich habe gedacht, damit muss ich alleine fertig werden. Ich habe mir immer vorgenommen, mich noch mehr zusammen zu reißen und war dann wieder enttäuscht von mir, wenn es nicht gelang. Schon das Aufstehen morgens war eine riesige Überwindung für mich, unter der Woche gab mir die Arbeit die Struktur vor, am Wochenende wusste ich oft nicht, wie ich den Tag überstehen sollte. Ich hätte schöne Dinge, die ich gerne tun würde, aber ich kann mich oft nicht dazu aufraffen. Oft weine ich schon wegen Nichtigkeiten, ich fühle mich so dünnhäutig (Luisa, 54).

Menschen, die sich wie Luisa fühlen, glauben oft, dass sie versagt hätten, aber nicht, dass es die Symptome einer Depression sind, die sie an sich bemerken.

Obwohl sich diesbezüglich in letzter Zeit sehr viel zum Positiven verändert hat, leben wir nach wie vor in einer Gesellschaft, in der das Thema *Depression* mit Tabus belegt, oder immer noch mit Schamgefühlen verbunden ist. Sie kennen sicher auch von sich selbst, dass man völlig unabhängig davon, wie schlecht es einem möglicherweise gerade geht, auf die freundlich gestellte Frage „ wie geht's dir?" mit „Danke gut" antwortet. Obwohl etwa 10% der Bevölkerung pro Jahr eine depressive Episode durchleben und insgesamt bis zu 30% der Bevölkerung diese Erfahrung einmal im Leben machen, sprechen die wenigsten von sich aus darüber. Viele Betroffene suchen auch gar nicht nach Hilfe und warten darauf, dass die Phase vorüber geht, was auch durchaus im Bereich des Möglichen ist. Alarmierend ist aber, dass auch viele Betroffene versuchen, mit ihrem Arzt darüber zu sprechen, und sich mit Beschwerden dann oft nicht ernst genug genommen fühlen.

Depressionen führen, sofern sie nicht frühzeitig erkannt und auch behandelt werden, zu einer reduzierten Ausschüttung wichtiger Neurotransmitter (Botenstoffe) wie etwa *Serotonin*, welches für die Stimmungslage und den Abbau von Stress von entscheidender Bedeutung ist. Daher ist die möglichst frühzeitige Behandlung von Depressionen mittels Psychotherapie und antidepressiven Medikamenten, nicht nur für das psychische Wohlbefinden im Moment, sondern auch als Prävention für die Gehirngesundheit bedeutsam.

Falls Sie zu den glücklichen Menschen gehören, deren Stimmung unerschütterlich und stets optimistisch ist, so müssen Sie sich mit den folgenden Fragebögen nicht weiter auseinandersetzen. Falls Sie aber Stimmungsschwankungen an sich beobachten, oder sich öfter traurig und niedergeschlagen oder antriebslos fühlen, so können Sie die Fragen zum Wohlbefinden beantworten (→ Kap. 5, Tab. 6). Bei der Einschätzung, ob es sich um eine behandlungsbedürftige depressive Episode handelt, ist die Bearbeitung der „Checkliste: Depression" hilfreich (→ Kap. 5, Tab. 7) Es steht fest, dass ein solcher Selbsttest keine fachliche Diagnosestellung ersetzen kann. Dazu ist es erforderlich, einen entsprechenden Facharzt oder Psychologischen Psychotherapeuten aufzusuchen.

Depressive Episoden, unabhängig vom Lebensalter sollten durch Behandlung so kurz wie möglich bleiben. Auch die Depression im Alter spricht auf die vorhandenen Behandlungsansätze sehr erfolgreich an. Antidepressive Medikamente der neuen Generationen erzeugen keine Abhängigkeit.

Soziale Kontakte

Angenehme, anregende und unterstützende Gesellschaft ist für uns Menschen in jeder Lebensphase unverzichtbar. Die Bedeutung sozialer Kontakte nimmt mit dem Älterwerden keineswegs ab, was sich hingegen häufen kann, ist der Verlust nahestehender Personen aus dem eigenen Umfeld. Dies muss nicht immer mit so dramatischen Ereignissen wie Todesfällen zusammenhängen, häufig ist es die gestiegene Mobilität der heutigen Lebensweise, die dies mit sich bringt. Die Einen ziehen ins Ausland, Andere aufs Land hinaus oder in die Nähe ihrer Kinder und umgekehrt. Auf diese Weise kann auch ein ehemals umfangreicher Freundeskreis schrumpfen.

Ein weiterer Einschnitt stellt sich häufig mit dem Ausstieg aus dem aktiven Berufsleben ein. Kollegen, mit denen man sich auch privat getroffen und öfter unterhalten hat, sieht man nicht mehr automatisch. Dazu kommt, dass sich die Lebensgewohnheiten vielleicht verändern, Bequemlichkeit macht sich breit, man möchte abends nicht mehr so gerne aus dem Haus gehen, etc. Die Beschäftigung mit den eigenen Enkelkindern stellt zweifellos eine erfüllende und auch äußert anregende Aufgabe dar, darf aber nicht dazu führen, dass eigene Vorhaben oder eigenständige soziale Kontakte dadurch zu kurz kommen, weil man als Oma oder Opa immer in Bereitschaft ist. Besondere Vorsicht ist auch dann geboten, wenn man bemerkt, dass man im Kontakt mit anderen, speziell noch weniger vertrauten Menschen, anfängt vorsichtig und ablehnend zu werden. Denn wenn es nicht gelingt, wieder neue Kontakte zu knüpfen, kann es still und stiller werden.

Unterschiedlichen Studien haben belegen können, dass der Verlust sozialer Beziehungen einen Risikofaktor für das Nachlassen geistiger Fähigkeiten darstellt (Wilson et al. 2007). Gerade die Auseinandersetzung mit anderen Meinungen, oder der intensive Austausch durchaus auch über kontroverse Themen, ist eine ideale Aktivierung für unser Gehirn. Gespräche, gesellige Treffen, Diskussionen, sind ebenso notwendig für die Gesunderhaltung unseres zentralen Nervensystems wie ausreichende Bewegung, gesunde Ernährung und spezielle Trainingsaufgaben.

Überlegen Sie einmal in Ruhe, wie häufig Sie vor zehn Jahren Freunde getroffen haben und wie viele Freunde Sie damals zu Ihrem Umfeld zählten. Vergleichen Sie dies mit Ihrer aktuellen Lebenssituation. Falls die Bilanz zuungunsten der Gegenwart ausfällt, planen Sie ein Treffen mit möglichst vielen Freunden, vor allem jenen, die Sie schon länger nicht mehr gesehen haben.

Kreativität

Wenn wir Dinge tun, die wir zuvor noch nie ausprobiert haben, ist unser Gehirn besonders herausgefordert. Neue Vernetzungen entstehen. Kreativität bedeutet, Neues hervorzubringen, ohne Anspruch an das Endprodukt. Ideen können frei fließen, wir hören in uns hinein und bringen Dinge, Bewegungen, Töne und vieles mehr hervor, die ohne diesen kreativen Prozess nicht zustande gekommen wären. Zur Kreativität gehört auch das Spiel, was wie schon große Dichter und Denker vor uns es ausgedrückt haben, das Menschsein komplett macht und in dem uns die Kinder stets voraus sind. Mit den Jahren wird unser Leben vielfach zunehmend von Routinen bestimmt. Routinen und automatisierte Handlungsabläufe sind für uns enorm wichtig. Niemand würde erfolgreich einen Beruf ausüben können, wenn wir jeden Morgen erst wieder neu lernen müssten, eine Schleife in unsere Schuhbänder zu binden. Der Alltag kann ohne routinierte Abläufe nicht funktionieren.

Routine bedeutet aber eben auch, dass das Gehirn sich nur noch ganz am Rande mit den Vorgängen beschäftigen muss, somit keine neuen neuronalen Verbindungen geschaffen werden, und es dadurch keinen Trainingseffekt mehr gibt. Daher ist es für die Prävention von negativen Veränderungen im Gehirn enorm wichtig, sich nicht ausschließlich auf den bekannten und ausgetretenen Pfaden zu bewegen, die man im Schlaf finden würde.

Gehen Sie mit sich selbst kritisch ins Gericht und überlegen Sie sich, an welchen Stellen Ihr Alltag von teils unnötigen Routinen beherrscht wird. Gehen Sie immer den gleichen Weg zur nächsten Haltestelle? Ist an Ihrem Radio immer der gleiche Sender eingestellt? Kaufen Sie häufig die gleichen Lebensmittel immer im gleichen Laden ein? Sind die Abläufe bei Ihrer Morgentoilette streng aneinandergereiht, ohne sich je zu verändern? Haben Sie in der letzten Woche etwas ganz Neues kennengelernt?

Es gibt ein überaus vielgestaltiges Angebot an Kursen und darüber hinaus unterschiedlichste Medien, welche uns an allen Orten und praktisch zu jeder Zeit ermöglichen, neue Erfahrungen mit unserer Kreativität zu machen. Es wird heutzutage nicht mehr als merkwürdig angesehen, wenn Erwachsene ein Musikinstrument neu erlernen oder einen Ballettkurs besuchen. Das Theaterspiel bekommt mehr und mehr Beachtung. Gesangliche oder künstlerisch schöpferische Angebote sind ja schon seit längerer Zeit besonders auch auf Erwachsene und ältere Besucher ausgerichtet worden. Es kann aber auch sein, dass man sich einer handwerklichen Technik zuwendet, die man bisher noch nicht kannte. Als Erwachsener noch Stricken oder Häkeln zu lernen, Goldschmiedearbeiten zu versuchen, oder einen exotischen Kochkurs zu absolvieren, all das führt zu maximaler Stimulation und zur Aktivierung unterschiedlichster Regionen im Gehirn. Optimiert wird der Effekt durch die Begegnung mit Gleichgesinnten und die dabei entstehenden Kontakte.

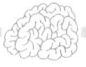

Erstellen Sie eine Liste aller Fertigkeiten, Sprachen, Musikinstrumente, Tänze oder weiterer künstlerischer Ausdrucksformen, die Sie je interessiert haben und die Sie gerne erlernt

hätten. Erstellen Sie eine Rangliste. Wählen Sie die drei Wichtigsten aus. Holen Sie Informationen ein, wo Sie diese ausüben oder erlernen könnten. Entscheiden Sie sich, eine dieser Möglichkeiten in die Tat umzusetzen.

Eine für alle Seiten gewinnbringende Möglichkeit sich in Gesellschaft zu begeben, kreativ zu sein und dies auch noch in einer überaus sinnvollen Weise zu tun, sind ehrenamtliche Aufgaben. Es ist selten eine Tätigkeit so erfüllend, wie wenn wir sie zum Wohl eines anderen ausüben.

Die Erfahrung von Sinn

Zu einer gesunden Lebensführung und zur Erlangung von Zufriedenheit, auch im höheren Lebensalter, benötigen wir neben der Erfahrung von Glück oder Flow, ebenso sehr die Erfahrung, etwas Sinnvolles zu tun oder getan zu haben. Der bedeutendste Vertreter dieser Erkenntnis ist Viktor. E. Frankl. Er vertrat vehement die Ansicht, dass das Lustprinzip zur Erklärung menschlichen Seins nicht ausreichend ist.

Viktor Emil Frankl, in Wien geboren, hatte sich schon als Jugendlicher mit den damaligen großen Schulen der Psychotherapie, der Psychoanalyse und der Individualpsychologie auseinandergesetzt. Nach seinem Medizinstudium, der Tätigkeit als Facharzt für Neurologie und Psychiatrie, erlebte er die Grauen des zweiten Weltkrieges, verlor seine ganze Familie und überlebte selbst mehrere Konzentrationslager. Er überlebte nicht nur, sondern bezog aus diesen Erlebnissen Erkenntnisse, die zur Begründung der sogenannten „dritten Wiener Schule der Psychotherapie", der *Logotherapie* führten. Im Zentrum seiner Theorie steht das menschliche Streben nach Sinnerfüllung.

Den Sinn des Lebens setzt Viktor Frankl apriori (von vorn-
herein) als gegeben voraus. Es ist nach der Freiheit des Willens das
zweite Axiom (Grundannahme welche nicht weiter hinterfragt
wird) der Logotherapie. Frankl geht davon aus, dass das Leben
einen bedingungslosen Sinn hat, den es unter keinen Umständen
verliert. Allerdings kann sich dieser Sinn je nach Situation dem
menschlichen Begreifen entziehen (Lukas 2002). An dieser Stelle
hilft ein Perspektivwechsel, indem man den Sinn des Lebens nicht
an der aktuellen (vielleicht aussichtslos oder hoffnungslos erscheinenden) Situation festzumachen versucht, sondern rückblickend
erforscht, ob es einzelne Gipfelpunkte im Leben gegeben hat.

*„Denn wenn es sich auch nur um einen Augenblick handelt –
schon an der Größe eines Augenblicks lässt sich die Größe eines
Lebens messen: die Höhe einer Bergkette wird ja auch nicht
nach der Höhe irgendeiner Talsohle angegeben, sondern ausschließlich nach der Höhe des höchsten Berggipfels. So entscheiden auch im Leben die Gipfelpunkte über dessen Sinnhaf-
tigkeit, und eine einziger Augenblick kann rückwirkend dem
ganzen Leben Sinn geben." (Frankl 2005, 92)*

Nach Ansicht Frankls entfaltet der Mensch sein „Sein" auf *drei
Ebenen:*

- der **leiblichen oder somatischen** (hierzu gehören organische
  Vorgänge auf Zellebene, die biologischen Körperfunktionen
  und chemische Prozesse), diese teilen wir mit den Pflanzen
  und Tieren,
- der **seelischen oder psychischen** (Befindlichkeit, Stimmungen,
  Verhaltensmuster, soziale Prägungen, Begabungen) die wir zumindest teilweise auch mit den Tieren teilen und
- der **geistigen Ebene** (Willensentscheidungen, sachliches und
  künstlerisches Interesse, schöpferisches Gestalten, Wertver-
  ständnis, ethisches Empfinden und Religiosität).

Die geistige Ebene macht das *spezifisch Menschliche* aus. Die geistige Ebene ist jene Sphäre, die es dem Menschen ermöglicht, Stellung zu seinem Leib oder seiner psychischen Befindlichkeit zu beziehen, sich auch in gewisser Weise von diesen zu distanzieren ("Selbstdistanzierung"), und über sich selbst hinauszuwachsen ("Selbsttranszendenz"). Frankl fasst diesen Tatbestand sehr schön und anschaulich in einem Satz zusammen:

> „… aber muss man sich denn von sich selbst auch alles gefallen lassen?" (Frankl 1992, 128)

und benennt damit die uns innewohnende Trotzmacht des Geistes, die auch Lukas hervorhebt:

> „Die geistige Dimension des Menschen ist unverlierbar. Sie schlummert im Kind, nur noch nicht entfaltet, ähnlich wie die Sprache beim Neugeborenen bereits angelegt und bloß noch nicht entwickelt ist. Sie wohnt im …. cerebralgeschädigten Menschen, nur überlagert von biologischen Störfaktoren, … Allein die Tatsache, dass die Geistigkeit des Menschen potenziell immer vorhanden ist, garantiert seine unantastbare Würde." (Lukas 2002, 35)

Uns Menschen stehen *drei Wertekategorien* offen, in welchen wir Sinn verwirklichen oder sinnstiftende Erfahrungen machen können. Es handelt sich dabei um die Abfolge von:

- **schöpferischen Werten,** dem Leisten im herkömmlichen Sinn,
- **Erlebniswerten,** wie Natur- Kunsterleben, liebvolle unbedingte Hinwendung zu einem Menschen,
- **Einstellungswerten.**

Die Letzteren beschreiben die Gestaltung unabänderlichen Schicksals, die Art wie dieses Leid angenommen und getragen wird.

„Das heißt aber, dass nicht nur im Schaffen und im Freuen das menschliche Leben sich zu erfüllen mag, sondern auch noch im Leiden!" (Frankl 2005, 156-157)

Schöpferische Werte werden durch ein Tun verwirklicht, es handelt sich dabei um Leistungen, die jemand erbracht hat und durchaus auch um materielle Dinge, die geschaffen oder angeschafft wurden. Generell ist alles gemeint, was eine Person in die Welt gebracht hat. In der Jugend und im frühen Erwachsenenalter stehen schöpferische Werte im Vordergrund, das Finden, Erlernen und Ausüben eines Berufes etwa, der Erwerb von Eigentum, das Schaffen eines Heimes, evtl. auch sportliche Höchstleistungen, natürlich auch jede Form künstlerischen Ausdrucks. Arbeit umfasst in diesem Zusammenhang natürlich nicht nur bezahlte Erwerbsarbeit. Menschen die besondere Begabungen und Fertigkeiten umgesetzt haben, die ein besonderes Hobby sehr intensiv ausgeübt haben und darin eine hohe Perfektion erreichten, haben damit ebenfalls schöpferische Werte realisiert, genauso wie durch die hingebungsvolle Pflege eines Gartens oder von Zimmerpflanzen. Grundsätzlich geht es darum, bei welchen Gelegenheiten eine Person, eine ihr gestellte Aufgabe, egal welcher Art, auf die bestmögliche Weise und mit ganzer Kraft erfüllt hat. Es kann sich dabei durchaus auch um Tätigkeiten handeln, die wenig oder gar kein Prestige haben.

Erlebniswerte werden durch das passive Aufnehmen von Welt (Natur, Kunst) in das „Ich" realisiert und können ebenso in der Hinwendung auf ein „Du" erfahren werden. Sie haben ihre Bedeutung in der Biografie parallel zu den schöpferischen Werten, oder gewinnen diese mit einer gewissen zeitlichen Verzögerung. Das Erleben einer erfüllten Partnerschaft, die Hinwendung zu den Kindern und das bewusste Erleben der Schönheiten von Natur oder Kunst. Dies heißt nicht, dass nicht auch Kinder oder sehr junge Menschen diese Form der Sinnfindung bereits intensiv praktizieren können. Häufig lässt sich jedoch eine zunehmende Ausprägung der Empfänglichkeit für diese Erfahrungen mit zunehmendem Alter feststellen. Wenn begeisterte Bergsteiger von einem Sonnenaufgang am Gipfel berichten, oder ein musikbegeisterter Mensch über eine ganz bestimmte Opernaufführung erzählt, wird ohne jeden philosophisch anthropologischen Hintergrund klar, dass diese Erlebnisse in der Lage sind, dem Leben Sinn zu geben, so viel Sinn, dass davon für lange Zeit gezehrt werden kann. Je nach persönlichen Begabungen und Vorlieben können solche „Gipfelerlebnisse" auch die Beobachtung eines Schmetterlings auf einem blühenden Strauch an einem sonnigen Tag, der Genuss des Duftes blühender Lindenbäume an einem milden Abend im Juni, oder der Geschmack eines besonders guten Jahrgangsweines der in angenehmer Gesellschaft getrunken wird, sein. Die damit verbundene Erfahrung ist, dass das Leben es wert ist jene Momente oder Zeiten zu erleben und dass es diesen Wert nicht mehr verlieren kann.

Die nächste Kategorie sind die *Einstellungswerte*. Frankl stellt ganz deutlich heraus, dass er das Lustprinzip nicht als ausreichenden Grund für den Lebenssinn anerkennen kann, sondern dass das zutiefst Menschliche, das „Humanissimum" oft erst im Leiden zutage treten und geformt werden kann.

„Der ,homo patiens', der Einstellungswerte realisiert, wird Vorbild für andere; denn Einstellungswerte sind ,Fortpflanzung des Guten'" (Lukas 1990, 214)

Frankl geht davon aus, dass die Leidensfähigkeit wichtiger wird, wenn die anderen Handlungs- und Erlebnismöglichkeiten zurückgehen. Dies darf wiederum nicht missverstanden oder einseitig gesehen werden, es gibt viele Menschen – ganz besonders in der jetzt alt gewordenen Generation, die bereits in sehr jungen Jahren ein hohes Maß an Leidensfähigkeit entwickeln und viele unabänderliche Situationen bewältigen mussten. Bei vielen Menschen ist es aber tatsächlich so, dass diese dritte Wertedimension erst in den Vordergrund tritt, oder überhaupt erst erlebbar wird, wenn die Verwirklichung von schöpferischen und Erlebniswerten reduziert ist.

Hier lassen sich Parallelen zu den Entwicklungsaufgaben des Psychoanalytikers Erik Erikson (Erikson 1973) herstellen. Wenn das aktive Tun, die körperlichen Kräfte, der Aufbau neuer Dinge und generell die Ressourcen aller Art geringer werden, besteht die eigentliche Lebensaufgabe darin, diese Situation zu verkraften und unter Umständen zu einer besonders fruchtbaren und bereichernden Lebensphase werden zu lassen. Sie ist in jedem Fall als Teil des ganzen Lebens zu sehen und anzunehmen. Das Besondere in dieser nach außen möglicherweise passiv oder kontemplativ erscheinenden Annahme ist, dass der betroffene Mensch dadurch für andere zum Vorbild werden kann. Dazu kommt die Tatsache, dass wir, könnten wir unendlich im Besitz unserer vollen Schaffenskraft leben, wohl blind und taub wären, für vielerlei Empfindungen, die uns erst angesichts eigener Vergänglichkeit und Endlichkeit, offenbar werden.

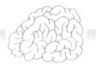

In welcher der genannten Wertekategorien haben Sie in Ihrem bisherigen Leben die intensivste Erfahrung von Sinn machen können?

5 Wo stehe ich?

Auf den folgenden Seiten finden Sie unterschiedliche Fragebögen, Skalen, Checklisten und Tests, die Ihnen ermöglichen sollen, Ihre persönliche Situation und das individuelle Verhältnis
von Bedrohungen und Schutzfaktoren für Ihre Gehirngesundheit besser einzuschätzen. Die vorhandenen „Instrumente" dienen auch dazu herauszufinden, welchen Themen Sie sich mit
besonderer Intensität zuwenden müssen und wo Sie bereits auf
einer guten Basis stehen.

Wir weisen eindringlich darauf hin, dass sämtliche Verfahren
zur Selbsteinschätzung und Selbsttestung nur einen ersten Eindruck vermitteln können und bei jedem Hinweis auf
krankheitswertige Veränderungen immer der ärztliche Rat
einzuholen ist, ob und wenn ja, welche weiteren diagnostischen Schritte erforderlich sind.

5.1 Lebensstil

Zur Einstimmung auf das Thema empfehlen wir die Beantwortung der Fragen zum Lebensstil in Tabelle 1.

Tab. 1: 30 Aussagen zu Ihrem Lebensstil

30 Aussagen zu ihrem Lebensstil	JA	NEIN
1. Haben Sie Familienmitglieder, welche älter als 80 wurden ohne Gedächtnisprobleme zu bekommen?		
2. Arbeiten Sie in einem Beruf, welchen Sie sich selbst ausgesucht haben und der Sie befriedigt?		
3. Schlafen Sie gut und das zumindest etwas mehr als sieben Stunden pro Nacht?		
4. Haben Sie niemals geraucht oder bereits vor mehr als 10 Jahren mit dem Rauchen aufgehört?		
5. Nehmen Sie an mehr als zwei Tagen pro Woche länger als 15 Stunden gar keine Nahrung zu sich?		
6. Befolgen Sie die Regel fünf Portionen Obst oder Gemüse jeden Tag zu sich zu nehmen?		
7. Trinken Sie regelmäßig Rotwein in kleinen Mengen (1 bis 2 Gläser 0,2 dl) zum Essen?		
8. Im täglichen Leben sind Sie bisher mit ihrer Gedächtnisleistung zufrieden?		
9. Sie kennen und praktizieren regelmäßig Entspannungsübungen, oder meditieren, oder beten?		
10. Sie verwenden überwiegend Olivenöl, oder andere unbehandelte hochwertigen Pflanzenöle?		
11. Sie bewegen sich mehr als dreimal pro Woche an der frischen Luft für mindestens 30 Minuten?		
12. Sie haben das Gefühl nicht von übermäßigem Stress belastet zu werden?		
13. Sie verfügen über einen großen Freundeskreis oder Familienagehörige mit denen Sie gerne die Freizeit verbringen?		

30 Aussagen zu ihrem Lebensstil	JA	NEIN
14. Gesundheitliche Probleme stellen für Sie eine Herausforderung dar, Sie sind bereit Ihr Verhalten bei Bedarf zu verändern?		
15. Bei Ihnen liegt keine Schlafstörung durch Schnarchen, oder Schlaf-Apnoe vor?		
16. Bei Ihnen besteht keine Stoffwechselstörung welche als Metabolisches Syndrom bezeichnet wird?		
17. Ihr Cholesterinspiegel wird regelmäßig kontrolliert und Ihr Gesamtcholesterinwert liegt unter 200 mg/dl?		
18. Sie essen regelmäßig (am besten täglich) Beerenfrüchte, welche für ihren hohen Anteil an Antioxidantien bekannt sind?		
19. Sie essen dreimal pro Woche oder häufiger Fisch, welcher hohe Anteile an Omega 3 Fettsäuren aufweist?		
20. Sie nehmen regelmäßig entzündungshemmende Medikamente (nur nach Rücksprache mit dem Arzt)?		
21. Sie lassen Ihren Folsäurespiegel regelmäßig überprüfen und nehmen bei Bedarf Folsäure ein?		
22. Sie nehmen Fischölkapseln, mit hohem Anteil an Omega 3 Fettsäure regelmäßig ein?		
23. Mehrmals pro Woche beschäftigen Sie sich mit für Sie neuen und spannenden Themen, lernen Sprachen, etc.?		
24. Für Ihre Größe haben sie Normalgewicht oder liegen nicht wesentlich darüber?		
25. Bei Ihnen wurde keine „Zuckerkrankheit" (Diabetes) diagnostiziert?		

30 Aussagen zu ihrem Lebensstil	JA	NEIN
26. Bevorzugt essen Sie Nahrungsmittel, die mit der Mediterranen Diät (Fisch, Salat, Olivenöl, Vollkornprodukte) übereinstimmen?		
27. Sie neigen eher zu niedrigem Blutdruck, oder Ihr Blutdruck ist zumindest überwiegend nicht erhöht?		
28. Positive Erlebnisse, wie einen Sonnenaufgang oder einen Konzertbesuch können Sie intensiv genießen?		
29. Der „schlechte Cholesterinwert" LDL liegt bei Ihnen unter einem Wert von 100?		
30. Ihre Stimmungslage ist überwiegend als ausgeglichen oder positiv zu bezeichnen?		
Ergebnis		
	Punkte	Punkte

Auswertung:
Bitte zählen Sie nun die Punkte zusammen, die Sie jeweils für die Ja-Antworten und für die Nein-Antworten erreicht haben. Zur Einschätzung Ihres Risikos bezüglich ungünstiger Einflussfaktoren für Ihr Gehirn sind nun die erzielten Ja-Antworten von Bedeutung.

Liegt Ihr Ergebnis für die Ja-Antworten bei 20 Punkten und mehr, so haben Sie kein erhöhtes Risiko in Zukunft eine Demenzerkrankung zu entwickeln und können Ihren bisherigen Lebensstil getrost beibehalten, Sie dürfen sich für Ihr vorausschauendes Verhalten selbst gratulieren. Weiter so!

Liegt Ihr Ergebnis für die Ja-Antworten bei weniger als 20 Punkten so ist dies kein Anlass zur Besorgnis, sondern ein Hinweis darauf, dass jetzt der genau richtige Moment dafür gekommen ist, in unterschiedlichen Bereichen Veränderungen vorzunehmen.

Nähere Auskunft darüber, in welchen Bereichen besondere Dringlichkeit für Veränderungen besteht, erhalten Sie durch die Bearbeitung der weiteren in diesem Kapitel vorhandenen Materialien.

5.2 Kognition

Der Fragebogen in Tabelle 2 soll Ihnen ermöglichen herauszufinden, ob bezüglich Ihrer Gedächtnisleistungen aktuell ein Grund zur Sorge besteht.

Tab. 2: Gedächtnisfragebogen

	JA	NEIN
Sie bemerken seit mindestens einem halben Jahr dauerhaft Probleme mit ihrem Gedächtnis		
Es fällt Ihnen schwer, zu erinnern was Sie einen Tag zuvor, oder vor einer Woche getan haben		
Wenn Sie ein Buch lesen, fällt es Ihnen schwer den Inhalt zu behalten, Sie müssen dann mehrere Seiten erneut lesen		
Sie verlegen wichtige Dinge und müssen diese dann sehr lange suchen, manchmal finden Sie sie nur durch Zufall wieder		
Sie vergessen Termine und Verabredungen, obwohl Sie diese wichtig fanden und sie aufgeschrieben hatten		
Im Gespräch verlieren Sie häufig den roten Faden, oder wiederholen Dinge, die Sie schon einmal erzählt hatten		
Die Planung eines Ausflugs oder einer kurzen Reise überfordert Sie, obwohl Sie dies bisher gerne getan haben		

	JA	NEIN
Bei der Regelung finanzieller Angelegenheiten unterlaufen Ihnen Fehler oder Sie treffen in anderen Bereichen falsche Entscheidungen		
Sie bemerken ein Nachlassen Ihrer Interessen allgemein, oder in Bezug auf Ihre langgehegten Hobbys		
Die Gesichter von bekannten Persönlichkeiten, oder auch von Menschen aus der näheren Umgebung sind Ihnen plötzlich fremd		
Sie haben Mühe, vertraute Wege, welche Sie schon mehrmals zurückgelegt haben wieder zu finden		

Falls Sie mehr als eine der Fragen mit „Ja" beantwortet haben, ist das ein Anlass, dem Thema Gedächtnisveränderungen genauer nachzugehen.

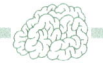

Ein Übungsbeispiel: Der Uhrentest (→ Kap. 2.1)
Nehmen Sie ein Blatt Papier zur Hand und malen Sie darauf einen mittelgroßen Kreis. Stellen Sie sich vor, das wäre das Zifferblatt einer Uhr. Schauen Sie nicht auf Ihre Armbanduhr oder eine Wanduhr! Schreiben Sie nun die Zahlen für die Stunden in den Kreis und zeichnen Sie die Uhrzeiger ein, für die Uhrzeit 10 Minuten nach 11 Uhr.
Fertig? Sie haben soeben einen Screening-Test, den sogenannten Uhren-Test ausgeführt. Hat Ihnen die Aufgabe Probleme bereitet, waren Sie sehr verunsichert? Dann sollten Sie mit Ihrem Arzt sprechen. War die Aufgaben keine echte Herausforderung für Sie? Bitte überprüfen Sie dann noch die genaue Zeigerstellung. Stimmt genau? Wunderbar, dann besteht soweit kein Anlass zur Sorge. Falls die Zeigerstellung nicht korrekt ist, wäre es auch zu empfehlen mit dem Arzt darüber zu sprechen.

Kurzzeitgedächtnis

Legen Sie sich ein Blatt Papier und einen Stift zurecht. Lesen Sie nun die untenstehenden Begriffe einmal aufmerksam durch, sprechen Sie die Worte dabei laut aus. Versuchen Sie so viele Worte wie möglich in Erinnerung zu behalten und blättern Sie dann zu Seite 110.

Leiter	Mann
Murmeltier	Apfelbaum
Orange	Schrank
Turnschuh	Bauer
Fluss	Türstock

5.3 Fitness

Bitte beantworten Sie die Fragen zur körperlichen Fitness in Tabelle 3 und setzen Sie ein Kreuz in die zutreffende Antwortspalte.

Tab. 3: Fitnessfragebogen

Aktivitäten „Ich ...	regelmäßig	gelegentlich	nie
gehe zu Fuß oder fahre mit dem Rad			
treibe Sport / mache Gymnastik			
besuche ein Fitness Studio			

Aktivitäten „Ich ...	regelmäßig	gelegentlich	nie
gehe Joggen / Schwimmen			
stiege mehr als drei Stockwerke zu Fuß			
gehe Wandern oder Bergsteigen			
Eigene Einschätzung „Ich kann ...	**natürlich**	**vielleicht**	**niemals**
einen Handstand machen			
20 Liegestütze korrekt ausführen			
25 Sit-Ups korrekt ausführen			
10 Klimmzüge korrekt ausführen			
20 Kniebeugen korrekt ausführen			
auf einem Bein ruhig stehen, mit geschlossenen Augen			
den Boden mit den Fingerspitzen berühren, Knie gestreckt			
über einen schmalen Holzbalken balancieren			
Probleme „Ich bin besorgt, weil ich ...	**gar nicht**	**ein wenig**	**sehr**
in letzter Zeit gestürzt bin			
Schwindel beim Aufstehen bemerke			
mich beim Treppensteigen unsicherer fühle			

Probleme „Ich bin besorgt, weil ich ...	gar nicht	ein wenig	sehr
Probleme habe ein schweres Paket / einen Koffer zu tragen			
es anstrengend finde, längere Zeit zu stehen			
häufiger Rückenschmerzen / Gelenkschmerzen habe			
bemerke, dass meine Beweglichkeit nachlässt			

Je mehr Antwortkreuze sich im gelb oder rot unterlegten Bereich befinden, desto wichtiger ist es für Sie, das Thema körperliche Aktivität ganz oben auf Ihre persönliche Prioritätenliste zu setzen.

5.4 Stress

Der Stressfragebogen in Tabelle 4 gibt Ihnen Aufschluss über Ihre persönliche Belastung in diesem Themenbereich.

Tab. 4: Stressfragebogen

Symptome	selten	manchmal	oft
Starkes Herzklopfen, Kurzatmigkeit			
Gefühl der Erschöpfung			
Besorgnis über Dinge, auch wenn diese aktuell noch nicht wichtig sind			
Unentschlossenheit			
Einschlafstörungen, nächtliches Wandern			

Symptome	selten	manchmal	oft
Häufigerer Drang auf die Toilette zu gehen			
Flaues Gefühl im Bauch			
Arbeiten bis zur Erschöpfung			
Vernachlässigen von Hobbys			
Nervöses Zucken, Unruhe, Mundtrockenheit			
Erwartung des Schlimmsten			
Reizbarkeit, Irritierbarkeit, erhöhte Emotionalität			
Mühe Ordnung aufrecht zu erhalten, Probleme Dinge zu Ende zu führen			
Schwitzen oder Frösteln			
Hoffnungslosigkeit, dass die Dinge jemals wieder besser werden könnten			
Kopf, Nacken, Magenbeschwerden			
Nachlassendes Interesses an anderen Menschen			
Schwierigkeiten um Hilfe zu bitten			
Vermehrter Konsum von Alkohol, verstärktes Bedürfnis zu Rauchen			
Gedanken wie „ich schaffe das nicht"			
Wenig Lust auf erfreuliche Dinge, Essen oder Sexualität			
Vernachlässigung des eigenen äußeren Erscheinungsbildes			

Je mehr Antwortkreuze sich im gelb oder rot unterlegten Bereich befinden, desto wichtiger ist es für Sie das Thema Stress anzugehen (→ Kap. 6).

5.5 Schlaf

Bitte beantworten Sie alle Fragen in Tabelle 5, entsprechend Ihrer subjektiven Einschätzung, für die letzten vier Wochen.

Tab. 5: Fragebogen Schlafstörung

Habe ich eine Schlafstörung		
	NEIN	JA
Jede Nacht schlafe ich mehr als sechs Stunden.		
Ich hatte in den letzten vier Wochen keine Probleme mit dem Schlafen.		
Ich fühle mich morgens erholt, ausgeschlafen und frisch?		
Es kommt selten vor, dass ich nachts aufwache.		
Zum Einschlafen benötige ich nicht mehr als 20 bis 25 Minuten.		
Ich liege nachts nie wach, oder nur ganz selten.		
Keinesfalls bin ich mehr als dreimal pro Woche mit meinem Schlaf unzufrieden.		
Ich schlafe zumeist tief und fest?		
Tagsüber ist meine Konzentrationsleistung gut.		
Meine Stimmung ist ausgeglichen und positiv.		
Abends freue ich mich darauf, ins Bett zu gehen.		

Sollten Sie auf diese Fragen fünfmal oder öfter mit einem „Nein" geantwortet haben, dann liegt bei Ihnen sehr wahrscheinlich eine Schlafstörung vor (→ Kap. 4).

5.6 Stimmung

Eine erste Einschätzung ermöglicht der Fragebogen zum Wohlbefinden in Tabelle 6.

Tab. 6: Fragebogen Wohlbefinden (www.cure4you.dk/354/WHO-
5_German.pdf)

In den letzten zwei Wochen	Die ganze Zeit	Meistens	Mehr als die Hälfte	Weniger als die Hälfte	Ab und zu	Zu keinem Zeit-punkt
	5 Punkte	4 Punkte	3 Punkte	2 Punkte	1 Punkt	0 Punkte
Fühle ich mit gut gelaunt und froh						
Fühle ich mich ruhig und entspannt						
Fühle ich mich voller Energie und Aktivität						
Fühle ich mich morgens frisch und ausgeruht						
Tue ich im Alltag Dinge, die mich interessieren						
Summe						
Gesamtsumme						

Ein Wert von 25 Punkten wäre das Maximum und würde auf
vollständiges Wohlbefinden hinweisen. Ein Wert von 0 Punkten
wäre ein Beleg für das Gegenteil. Als Indikator für ein erheblich
eingeschränktes Wohlbefinden sind Werte von unter 13 Punkten

zu sehen. Eingeschränktes Wohlbefinden bedeutet noch keine Diagnose, rechtfertigt jedoch weitere gezielte Diagnostik.

Eine differenzierte Aussage ermöglichen die Fragen zur Abklärung einer Depression aus dem ICD-10 (Dilling et al. 2008).

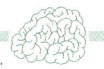

Bitte nehmen Sie sich etwas Zeit zum Ausfüllen des unten stehenden Fragebogens. Beachten Sie dabei, dass sich die Angaben darauf beziehen, ob die jeweilige Symptomatik anhaltend, in den letzten zwei Wochen oder noch länger vorhanden war, und ob sich diese auch auf die überwiegende Zeit des Tages erstreckte, unabhängig von aktuellen kurzfristigen Einflüssen.

Tab. 7: Checkliste Depression

Hauptsymptome	trifft zu	trifft nicht zu
Gedrückte depressive Stimmung	O	O
Verlust von Freude und Interesse, auch an Dingen die mir sonst Freude machen	O	O
Antrieb und Energie sind verringert, erhöhte Ermüdbarkeit	O	O
Weitere Symptome		
Verlust von Selbstwertgefühl und Selbstvertrauen	O	O
Gedanken an den Tod oder an Selbstmord	O	O

Probleme mit der Konzentration und bei Entscheidungen	O	O
Innere Anspannung oder Unruhe, oder das Gegenteil davon, Verlangsamung	O	O
Schlechter Schlaf oder Einschlafstörungen	O	O
Weniger Appetit als sonst, unbeabsichtigte Gewichtsabnahme oder deutliche Gewichtszunahme	O	O

Dilling et al. (2008): Internationale Klassifikation psychischer Störungen, ICD-10 Kapitel V (F), Diagnostische Kriterien für Forschung und Praxis, 4. überarbeitete Auflage, Hans Huber Verlag, Bern.

Falls Sie zwei der Hauptsymptome und zwei weitere Symptome mit „trifft zu" eingeschätzt haben, ist aktuell von einer depressiven Episode auszugehen.

6 Präventionsmöglichkeiten – wie schütze ich mein Gehirn?

Ein grundsätzlich positiver Faktor für eine gesunde Alterung des Gehirns ist Langlebigkeit in der Familie, die „guten Gene" also. Zusätzlich benötigen wir die Kompensation von kognitiven Einbußen durch Erweiterung der kognitiven Plastizität, also kognitive Aktivität, gute Herz-Kreislauf-Funktion, Kondition, keine Fettleibigkeit, körperliches Training, einen positiven emotionalen Zustand und nicht zuletzt die Vermeidung von sozialem Rückzug.

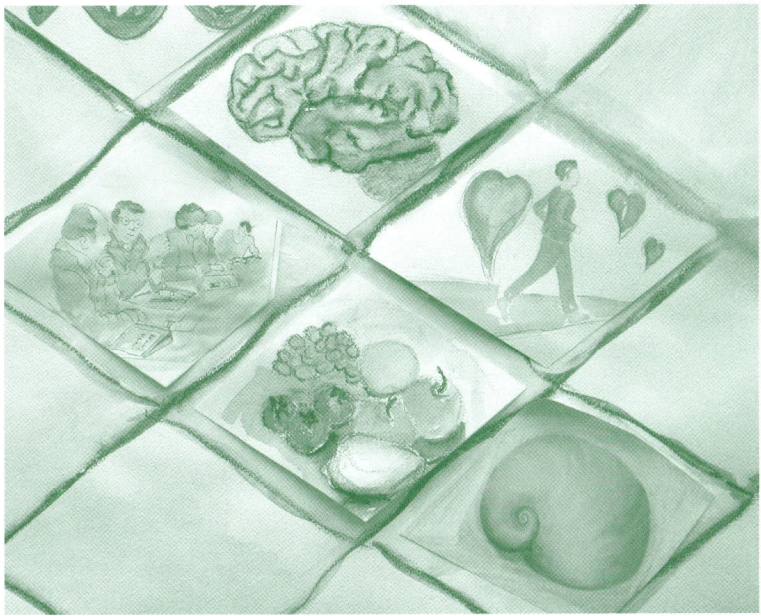

Abb. 9: Schutzfaktoren

Die fünf protektiven Schritte

1. Ich achte auf meine Kognition.
2. Ich achte auf meine Ernährung.
3. Ich achte auf meine körperliche Fitness.
4. Ich achte auf meine Stimmung.
5. Ich achte auf meine sozialen Kontakte.

Bitte beachten Sie, dass die Anregungen dieses Kapitels eine Auswahl darstellen und zur Wahrung der Übersichtlichkeit auf den Versuch verzichtet wurde, alle derzeit im Gespräch befindlichen Ansätze zu präsentieren.

6.1   Ich achte auf meine Kognition

Trainingsansätze für den Kopf

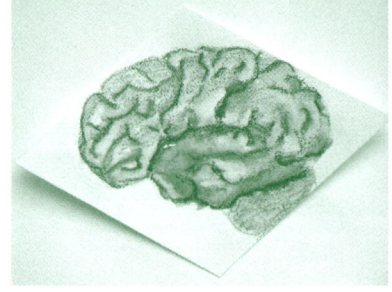

Falls Sie sich bereit fühlen, gezieltes Training für Ihre Gehirngesundheit in Ihre alltäglichen Abläufe zu integrieren, so gilt eine besonders wichtige Maxime.

Das Gehirntraining muss Ihnen Spaß machen, sonst werden Sie es nicht häufig genug ausführen.

Sie müssen aber mehrmals pro Woche etwas für Ihren Kopf tun, damit es wirkt. Erlaubt ist was gefällt, mit Ausnahme zu eintöniger Abläufe. Ob Sie eine neue Sprache lernen, ein neues Programm für den PC anwenden, Gedichte auswendig lernen, sich in das Lesen von Seekarten einarbeiten und den Bootsführerschein machen oder aber ein gezieltes multimodales Gedächtnistraining einzeln oder in der Gruppe durchführen, bleibt Ihren Vorlieben und Neigungen überlassen. Je neuer, bisher unbekannter die Inhalte sind, desto besser.

Auf den folgenden Seiten finden Sie einige allgemeine Hinweise zur Erhöhung Ihrer Gedächtniskapazität, einige gezielte und sehr effektive Trainingsaufgaben und Hinweise auf Möglichkeiten, das Training mit Hilfe von Computerprogrammen auszuführen. Während sich lange Zeit hartnäckig die Zweifel darüber gehalten haben, ob computerunterstütztes kognitives Training tatsächlich zu nachweisbaren Effekten führt, werden mittlerweile alle aussagekräftigen Studien dazu mit Computerprogrammen durchgeführt. Die Übungen müssen natürlich sehr speziellen Voraussetzungen entsprechen.

Mehrfach verknüpfen (multipel assoziieren)

Allgemein kann gesagt werden, dass Gedächtnisinhalte umso besser gespeichert und auch abgerufen werden können, desto häufiger sie verknüpft (multipel assoziiert) sind. Wenn wir versuchen, uns den Namen einer Person oder eines Ortes einzuprägen, so ist es hilfreich, nicht nur die Person selbst damit zu verknüpfen, sondern bewusst den Namen der Partnerin, den Beruf, die Automarke, die Wohnadresse, das Haustier, ein Hobby und das bevorzugte Urlaubsziel mit der Erinnerung an den Namen zu verbinden. So wird nicht nur eine einzelne neuronale Verbindung erzeugt, sondern vielfältige. Bei der Suche nach dem Namen können wir uns dann auf unterschiedlichen Wegen der Information annähern und haben deutlich bessere Aussichten auf Erfolg.

Aktive Benutzung von Kalendern

Hilfreich ist auch die aktive Benutzung von Kalendern, Notizbüchern und Memoboards, zur Unterstützung der Erinnerungsleistung. Hier gilt ebenso, multipel zu assoziieren. Ein kurzer Eintrag

„Mittwoch 12:00 Uhr Friseur" entgeht uns in der Eile sicher eher, wenn er nur einsam, klein und farblos im Kalender steht. Wenn Sie eine skizzierte Schere daneben zeichnen, den Namen der Friseurin notieren, oder den Eintrag noch mit einer bestimmten Farbe markieren und wenn Sie sich dann noch genau vorstellen, wo Sie anschließend mit dem neuen Haarschnitt hingehen werden, dann werden Sie wahrscheinlich gar nicht mehr in den Kalender sehen müssen, um sich an den Friseurtermin zu erinnern.

Gedächtnisinhalte mit Gefühlen verbinden

Ebenso wichtig ist es, Gedächtnisinhalte mit Emotionen zu verbinden. Wenn Sie vorhaben, Ihrer Freundin beim nächsten Besuch eine Blume oder einen bestimmten Text mitzubringen, stellen Sie sich vor, wie überrascht oder erfreut sie in dem Moment aussehen wird, in dem Sie Ihr das Mitbringsel übergeben. Schon sehr kleine emotionale Vorstellungen führen zur Ausschüttung von Neurotransmittern welche die erfolgreiche Weiterleitung von Gedächtnisinhalten aus dem Arbeitsgedächtnis ins Langzeitgedächtnis unterstützen.

Mehrere Sinneskanäle ansprechen

Nutzen Sie für die erfolgreiche Speicherung unbedingt auch mehrere Sinneskanäle. Sprechen Sie Informationen aus, die Sie sehen, stellen Sie sich Informationen, die Sie auditiv wahrnehmen, so genau wie möglich auch optisch vor und berühren Sie Dinge, bzw. stellen Sie sich vor wie diese sich anfühlen, riechen, schmecken etc. Führen Sie aktiv oder in der Vorstellung die Bewegungen aus, die Sie für eine geplante Handlung benötigen. Je mehr Sinneskanäle aktiviert werden umso mehr Gedächtnisspuren werden gebildet.

„Chunking"

Bereiten Sie neue Informationen in für Sie mundgerechte Einheiten auf. Versuchen Sie nicht, ganze Textseiten oder Vokabellisten auf einmal zu lernen, fassen Sie die Inhalte zu überschaubaren, kleinen Einheiten zusammen. Diese Methode auch „Chunking" genannt, ist eine der spontanen Aktionen, die unser Arbeitsgedächtnis anwendet, um neue Inhalte für den Transfer ins Langzeitgedächtnis zu bearbeiten. Überlegen Sie, wie Sie zum Beispiel Kontonummern oder ähnliches erinnern. Sie merken sich in der Regel nicht einzelne Ziffern sondern immer Gruppen, auch das ist „Chunking".

Wiederholungen

Wiederholen Sie neue Informationen regelmäßig und häufig. Gerade mit zunehmendem Alter wird die Anzahl der Wiederholungen immer wichtiger.

Konzentration

Konzentrieren Sie sich, viele als Gedächtnisprobleme beklagte Defizite sind eher Hinweise auf mangelnde Konzentrationsfähigkeit. Wenn Sie neue Dinge aufnehmen wollen, konzentrieren Sie sich bewusst darauf, dies ist zum Teil auch eine Willensentscheidung. Schalten Sie Störfaktoren in der Umgebung aus, nehmen Sie sich vor, sich für eine bestimmte Zeit nur diesem einen Thema zu widmen. Trainieren Sie zusätzlich Ihre Konzentration mit gezielten Übungen (Anregungen dazu folgen noch) und bedenken Sie, dass Anspannung ohne Entspannung nicht möglich ist.

Ordnung

Halten Sie Ordnung, geben Sie wichtigen Dingen bewusst einen speziellen Ort und halten Sie diesen strikt ein. Zeit mit Suchen zu verschwenden, führt nur zu Ärger und unnötigem Aufwand.

Auswahl

Vergessen Sie unwesentliche Dinge ganz bewusst. Belasten Sie Ihr Arbeitsgedächtnis nicht mit trivialen Details, gestehen Sie sich zu, nicht mehr alle Einzelheiten behalten zu müssen. Widmen Sie der bewussten Wahrnehmung wichtiger Zusammenhänge umso mehr Aufmerksamkeit.

Keine Vorurteile

Und eines noch, halten Sie sich fern von negativen und völlig unzutreffenden Vorurteilen gegenüber dem Alter. Wir wissen heute, dass ein „alter Hund" sehr wohl noch viele neue Tricks lernen kann, wenn er nur will. Sobald Sie sich aber selbst Steine in den Weg legen, weil Sie sich oder Ihrem Gedächtnis nicht mehr viel zutrauen, werden Ihre Leistungen auch nachlassen.

Tageshöchstform beachten

Alleine die Veränderung der Tageszeit bei der Testdurchführung, konnte in Studien den Unterschied zwischen älteren und jüngeren Teilnehmern vollständig verschwinden lassen.

Gedächtnisübungen

Training ist nicht gleich Training, damit Übungen tatsächlich einen Effekt erzielen und jene Funktionen aktivieren und verbessern, welche für unsere Gedächtnisleistungen von zentraler Bedeutung sind, müssen bestimmte Grundlagen berücksichtigt werden. Die höchsten Trainingseffekte, den breitesten Transfer auf andere Leistungsbereiche und Nachweise auf die Wirksamkeit bis zu einem halben Jahr trainingsfreier Zeit, konnten nur mit Programmen erzielt werden, die direkt das Arbeitsgedächtnis trainierten. Die Aufgaben müssen das gleichzeitige Verarbeiten und Speichern von Informationen erfordern, müssen schwierig genug sein und der Schwierigkeitsgrad soll sich nach Möglichkeit mit den Fähigkeiten des Übenden mitsteigern (Poulaki 2004; Jaeggi et al. 2008; Owen et al. 2010).

Push-ups für den Hippocampus

Auf den folgenden Seiten finden Sie die Anleitung zu einem Gedächtnistraining, welches besonders das Arbeitsgedächtnis fordert. Es handelt sich dabei um speziell entwickelte Aufgaben, deren Zielsetzung es ist, Ihre Fähigkeit zu trainieren, die Antwort auf eine zuvor gestellte Frage so lange im Ihrem Arbeitsspeicher aufrechtzuerhalten, bis Sie die Antwort auf eine zurückliegende Frage gefunden und diese aufgeschrieben haben. Diese aktiviert zusätzlich Ihre Fähigkeiten im „dual-tasking" (das heißt das gleichzeitige Ausführen zweier unterschiedlicher Handlungen).

Übung: Wissensfragen

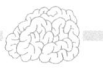

Bitte beachten Sie, dass Sie für die Durchführung der Aufgabe eine relativ ruhige Umgebung benötigen.

Kopieren Sie bitte die Fragen aus Abbildung 10 und schneiden Sie die Kästen aus, wie Karteikarten, auf denen jeweils eine Frage steht. Den Stapel sollten Sie gut blättern und bei Bedarf neu mischen können.
Sie haben nun einen kleinen Stapel von insgesamt 15 Blättern mit je einer Frage vor sich liegen. Zusätzlich benötigen Sie ein leeres Blatt Papier und einen Stift. Sie lesen nun die ersten drei Fragen aufmerksam durch und merken sich die Antwort. Drehen Sie die Karten um, sobald Sie die Fragen gelesen haben und legen Sie diese neben den Stapel. Notieren Sie nun die Antwort auf die erste Frage auf Ihrem Blatt und lesen Sie dann die vierte Frage. Drehen Sie auch diese Karte um und beantworten Sie die zweite Frage schriftlich, während Sie die beiden anderen Antworten im Gedächtnis behalten.
Fahren Sie genau so fort, bis alle Karten umgedreht und alle Fragen (beim ersten Mal wird es vielleicht noch nicht ganz gelingen) beantwortet sind. Anschließend überprüfen Sie die

Richtigkeit Ihrer Antworten, indem Sie den umgedrehten Sta-
pel noch einmal von Anfang an durchblättern und mit der
Reihenfolge Ihrer Antworten vergleichen.

Wie viele Planeten umkreisen die Sonne (Wissenstand 2013)?	Woher hat die Gehirnregion Hippocampus ihren Namen?
Wie heißt die Hauptstadt von Australien?	Zu welcher Gattung Bäume zählt die Fichte?
Ab welchem unteren Wert gilt der Blutdruck bereits als erhöht?	Wer schrieb die Musik zur Oper „Die Zauberflöte"?
In welcher europäischen Stadt steht der Eiffelturm?	Wie lange kocht man ein weiches Ei?
Wer schuf die Fresken in der Sixtinischen Kapelle?	Wie kommt man von Paris nach London, ohne Flugzeug oder Fähre?
Zu welchem Oberbegriff gehören die Worte Tisch, Stuhl, Schrank?	Was ist das Ergebnis von 2741 minus 37?
Welches ist das größte Gelenk im menschlichen Körper?	In welchem Jahr wurde Amerika entdeckt?

Abb. 10: Wissensfragen

Die Lösungen der hier zusammengestellten Beispiele finden Sie am Ende dieses Kapitels.

Sie können dieses Set an Fragen für sich selbst beliebig erweitern oder abändern. Je mehr Fragen Sie am Stück hintereinander bearbeiten, umso anspruchsvoller und auch wirkungsvoller wird das Training.

Für die ganz Engagierten, bietet sich die Möglichkeit den Schwierigkeitsgrad weiter zu steigern, indem Sie jeweils vier Fragen zu Beginn lesen und deren Antworten dann weiter im Arbeitsgedächtnis behalten. Die gezielte Aktivierung des Arbeitsgedächtnisses, können Sie ebenso erzielen, indem Sie mit bildhaftem Material arbeiten.

Übung: Rechenaufgabe

Wann haben Sie zuletzt intensiver Ihren Kopf zum Rechnen ohne Hilfsmittel benützt? Auch das Lösen von Rechenaufgaben lässt sich wunderbar in eine Aktivierung des Arbeitsgedächtnisses integrieren.

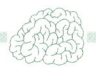

Bitte bearbeiten Sie nun die folgenden Rechenaufgaben.
(Personen, die von Natur aus keine Neigung für das Rechnen mitbringen, dürfen sich selbst von der Aufgabe befreien, oder diese vereinfachen, indem Sie einen Taschenrechner benützen.)
Nehmen Sie ein Stück Papier in passender Größe zur Hand, damit Sie jeweils ein oder zwei der Aufgaben abdecken können. Sie benötigen eine weiteres Blatt, auf dem Sie die Ergebnisse notieren können und einen Stift. Errechnen Sie jeweils das Ergebnis einer Aufgabe und behalten Sie die Lösung im Kopf. lösen Sie dann die nächste Aufgabe (Steigerungsstufe die nächsten beiden Aufgaben) und schreiben Sie erst jetzt das vorhergehende Ergebnis auf das zuvor bereitgelegte Blatt Papier. Fahren Sie in dieser Weise fort, bis Sie alle Aufgaben gelöst haben.

54 minus 13 durch 2	
13 mal 3 plus 37	
5766 minus 244	
19736 plus 411	

25 mal 5 minus 19	
10000 minus 42	
16 mal 4	
1918 plus 368	
578 minus 244	
89 plus 25 plus 60	
100 minus 17 minus 17	
294 durch 7	
14 plus 1588	
753 minus 159	
36 mal 12	

Na, geschafft? Und wie ist es Ihnen damit ergangen? Es sollten hier ja nicht Ihre rechnerischen Fähigkeiten überprüft werden, dennoch mag es Ihnen aufgefallen sein, dass wir alle nur noch sehr selten Rechenaufgaben im Kopf lösen.

Die Ergebnisse in der richtigen Reihenfolge finden Sie am Ende des Kapitels. Damit können Sie sich selbst wieder einschätzen.

Sie hatten nun Gelegenheit, mittels Papier und Bleistift zu trainieren. Eine weitere, sehr ansprechende und abwechslungsreiche Möglichkeit des Trainings bieten computerunterstützte Programme. Hinweise dazu finden sich im Anhang.

Lösungen

Kurzzeitgedächtnis: Test von Seite 93:

Bitte schreiben Sie nun jene Begriffe auf ein Blatt Papier, an die Sie sich noch erinnern können, die Reihenfolge ist dabei nicht von Bedeutung. Falls Sie (ohne zu schummeln) fünf oder mehr

Begriffe erinnern konnten, besteht kein ausgeprägter Anlass zur
Sorge. Falls Sie mehr als sieben Worte richtig erinnert haben,
dann verfügen Sie von Natur aus über ein sehr gutes Kurzzeitgedächtnis, oder aber Sie haben schon Vorerfahrung mit Ge-
dächtnistechniken gesammelt. Falls Sie große Mühe hatten, zumindest drei oder vier der zuvor gelesenen Worte ohne Hilfe
wieder aus dem Gedächtnis abzurufen, so werten Sie dies als
Hinweis darauf, dass es ein guter Zeitpunkt wäre, das Gedächtnis
genauer untersuchen zu lassen und mit den empfohlen Maßnahmen für die Gedächtnisprävention zu beginnen.

Lösungen zur Übung Wissensfragen:

9 Planeten	Seepferdchen
Canberra	Nadelbäume
95	W.A. Mozart
Paris	5 Minuten
Michelangelo	durch den Tunnel
Möbelstücke	2704
Knie	1492

Lösungen zur Übung Rechenaufgaben:

54 minus 13 durch 2	20,5
13 mal 3 plus 37	76
5766 minus 244	5522
19736 plus 411	20147
25 mal 5 minus 19	106
10000 minus 42	9958
16 mal 4	64

1918 plus 368	2286
578 minus 244	334
89 plus 25 plus 60	174
100 minus 17 minus 17	66
294 durch 7	42
14 plus 1588	1602
753 minus 159	594
36 mal 12	432

6.2 Ich achte auf meine Ernährung

Merksätze für die Küche

Neben den vielen „guten Nach-
richten" zum Thema Essen und
Gesundheit des Gehirns die
schwierigste zuerst.

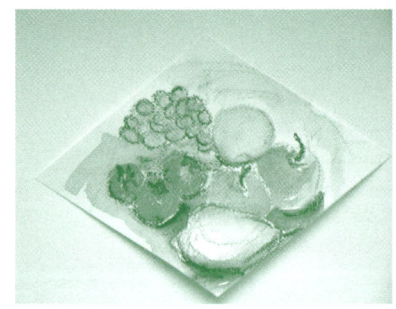

Vermeiden Sie, zu viel zu essen.

In Tierversuchen, deren Ergebnisse sich ja nur bedingt auf den
Menschen übertragen lassen, konnte gezeigt werden, dass jene
Tiere die nur etwa 70% der Normalfuttermenge erhielten, mit
dem Älterwerden signifikant weniger Gehirnvolumen verloren
und auch weniger pathologische Ablagerungen in ihren Gehirn-
nervenzellen aufwiesen.

Unter den Menschen konnte in Langzeitstudien ebenfalls festgestellt werden, dass jene Probanden, die die geringste Kalorien-
menge zu sich nahmen, im Alter eine deutlich geringere Wahrscheinlichkeit hatten, an Alzheimer zu erkranken. Es handelt sich
bei der Kalorienrestriktion aber um eine Präventionsmaßnahme,
mit welcher auf jeden Fall bereits im mittleren Lebensalter begonnen werden muss. Abzuraten ist von drastischer Gewichts-
oder Kalorienreduktion im höheren Alter.

Essen Sie entsprechend der Mediterranen Diät.

Zumindest ein Kochbuch zur Mediterranen Diät gehört in Ihre
Küche. Viele der Bestandteile wie Olivenöl, Fisch (mit hohem
Omega 3 Anteil), frisches Gemüse, Obst und Vollkornprodukte,
sowie moderater Weinkonsum zu den Mahlzeiten haben antientzündliche und protektive Auswirkungen. Ungesättigte Fettsäu-
ren, Süßigkeiten und Milchprodukte kommen nur in geringen
Mengen vor.

Essen Sie so häufig wie möglich – am besten täglich – Bee-
renobst.

Für alle Beerensorten haben sich Hinweise darauf ergeben, dass
sie über große Mengen antioxidativer Wirkstoffe verfügen.

Essen Sie dunkle Schokolade mit hohem Kakaoanteil, wenig
Zucker und wenig Fett.

Die im Kakao enthaltenen Flavonoide (sekundäre Pflanzenstoffe) sind in der Lage, die Durchblutung im Gehirn zu verbessern und haben eine blutdrucksenkende Wirkung. Die meisten Flavonoide sind in Kakaopulver enthalten, die Zubereitung sollte dann mit Wasser oder fettreduzierter Milch, mit ganz wenig Zucker oder Zuckerersatzstoffen erfolgen.

Trinken Sie Kaffee.

Falls Sie dies ohnehin gerne tun, so können Sie Ihren Kaffee nun mit noch viel besserem Gewissen genießen als bisher. Vier bis fünf Tassen Kaffee pro Tag erhöhen die Kurzzeitgedächtnisleistungen, senken das Risiko für diverse gesundheitliche Probleme, die wiederum eine Demenzerkrankung mit bedingen können und können sogar dazu beitragen, bereits vorhanden schädliche Ablagerung im Gehirn aufzulösen (dies wurde bisher allerdings erst bei Mäusen nachgewiesen). Beachten Sie bitte, dass höhere Dosen Coffein natürlich auch Nebenwirkungen verursachen und sich negativ auf den Schlaf auswirken können. Falls Sie unter hohem Blutdruck leiden, fragen Sie Ihren Arzt um Rat bezüglich des Kaffeekonsums. Einige der Vorzüge finden sich auch in entkoffeiniertem Kaffee.

Trinken Sie frische Fruchtsäfte, speziell Apfelsaft.

Äpfel und Apfelsaft unterstützen die Freisetzung von Acetylcholin, einem überaus wichtigen chemischen Botenstoff für das Gedächtnis.

Trinken Sie Wein (bevorzugt Rotwein) zu einer Mahlzeit, langsam und in kleinen Schlucken (ein Glas für Frauen bis zu zwei Gläser für Männer).

Alkohol in geringen Mengen zu den Mahlzeiten genossen, wird mittlerweile ebenfalls eine protektive Wirkung zugebilligt. Rotwein enthält unterschiedliche Antioxidantien wie etwa (Resveratol). Hüten Sie sich aber unbedingt vor Rauschzuständen, schon zwei ausgeprägte, alkoholbedingte Abstürze pro Jahr erhöhen das Risiko für eine Demenzerkrankung in der Zukunft erheblich. Bitte beachten Sie unbedingt, diese Empfehlung gilt nicht für Personen mit einer Alkoholvorgeschichte oder anderen gesundheitlichen Einschränkungen, denen ärztlicherseits vom Konsum von Alkohol abgeraten wurde. In ähnlicher Form sind die erwünschten Inhaltsstoffe in rotem Traubensaft oder Heidelbeersaft enthalten.

Trinken Sie zwei Liter reines Wasser pro Tag.
Verwenden Sie reichlich Curry unbedingt mit Curcuma.

Curcumin ist nachweisliche ein antientzündlich wirksames Gewürz, es hat einen hohen Anteil an Antioxidantien und kann (bisher wieder nur für Mäuse belegt) den Aufbau schädlicher Eiweißablagerungen im Gehirn verringern. Essen Sie Curry Gerichte häufig, Empfehlungen geben zwei bis drei mit Curry gewürzte Gerichte pro Woche an, aber auch schon der gelegentliche Verzehr kann helfen.

Verwenden Sie reichlich Zimt auf allen Süßspeisen, die Sie verzehren.

Zimt verhindert einen zu raschen Blutzuckeranstieg.

Verwenden Sie reichlich Essig, zu Ihrem Essen.

Auch Essig wirkt sich positiv auf den Blutzuckerspiegel aus und mindert das Hungergefühl.

Achten Sie auf Ihren Vitamin-B12-Spiegel, auf Folsäuremangel, Ihre Homocysteinwerte (eine Aminosäure) und den Niacinspiegel (Nicotinsäure).

In diesen Fragen wenden Sie sich bitte an Ihren Arzt.

6.3   Ich achte auf meine körperliche Fitness

Merksätze für den Körper

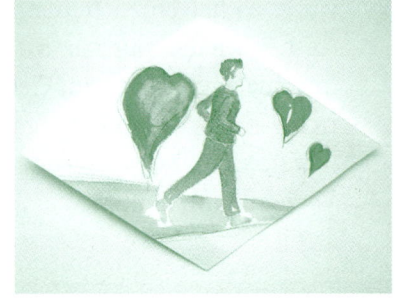

Falls Sie noch einen kleinen Schrecken verspüren oder ein etwas mulmiges Gefühl haben, weil Ihre Kreuzchen auf dem Fitnessfragebogen sehr weit rechts standen, so lassen Sie sich davon bitte nicht entmutigen. Genau dann sollten Sie die folgenden Tipps umso aufmerksamer lesen und herausfinden, was Sie gleich umsetzen möchten. Jetzt ist der richtige Moment dafür. Vor allem müssen Sie nicht zum Triathleten werden. Es genügen bereits sehr überschaubare Vorhaben und Veränderungen, um positive gesundheitliche Effekte und die erwünschten Auswirkungen für die Gehirngesundheit zu erreichen.

Bei körperlicher Aktivität werden als besonderer Bonus Wachstumsfaktoren ausgeschüttet, die die Nervenzellen im Gehirn darin unterstützen, vielzählige neue Verbindungen zu knüpfen.

Nützen Sie jede noch so kleine Möglichkeit, um Ihre Muskeln zu aktivieren.

Bereits das Wippen eines Beins, das Schnippen oder Tippen mit einem einzelnen Finger, ein leichtes Auf- und Abfedern, während des Schlange Stehens, oder das Ballen der Hände zu Fäusten, haben schon Auswirkungen auf unsere kognitiven Fähigkeiten, je mehr desto besser. Wenn Sie dann noch die Treppen anstelle des Aufzugs oder der Rolltreppe benützen und bewusst, eine Haltestelle zu früh aus dem Verkehrsmittel aussteigen, oder absichtlich weiter weg Ihren Wagen parken, dann sind Sie auf dem richtigen Weg.

Führen Sie täglich Ihren Hund spazieren, auch wenn Sie gar keinen haben.

Täglich dreißig Minuten aerobes (mit ausreichender Sauerstoffversorgung, mindestens beide Beine in Bewegung, währenddessen Konversation noch gut möglich) Training, also rasches Gehen, sind zu empfehlen. Wer besonders gut vorsorgen möchte, kann das Training dreimal pro Woche auf eine ganze Stunde ausdehnen.

Gehen ist die Bewegungsform, die sich am einfachsten in die täglichen Abläufe integrieren lässt. Aber auch das Gehen auf einem Laufband, die Benutzung anderer Ausdauertrainingsgeräte oder die Teilnahme an einem Aerobic Kurs, sind zu empfehlen. Aerobes Training ist gut, vergessen werden darf aber dabei nicht die Kraft. Beim Gehen werden die Muskeln in den Beinen ausreichend gekräftigt, für den Rumpf und die oberen Extremitäten braucht es aber zusätzliches Training. Dazu sind Kraftgeräte im Fitness Center, aber auch moderates Hanteltraining oder Yogaübungen geeignet. Falls Sie keine Hanteln zu Hause haben, nehmen Sie zwei volle Mineralwasserflaschen. Alle Übungen, bei denen Sie das eigene Körpergewicht gegen den Widerstand der Schwerkraft halten, sind ebenso effektiv.

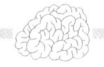

Zwei kleine Übungen:
Setzen Sie sich auf einen Stuhl mit stabilen Armlehnen. Stützen Sie die Hände auf die Armlehnen, heben Sie den Körper etwas von der Sitzfläche ab, dann auch die Beine vom Boden. Halten Sie diese Position so lange wie möglich.
Legen Sie sich bäuchlings auf den Boden. Setzen Sie Ihre Handflächen etwa auf der Höhe der Schultern neben dem Körper auf, stützen Sie die Zehenspitzen auf und versuchen Sie nun mit aller Kraft, Ihren Körper vom Boden zu heben. Das Gesicht zeigt dabei weiter zum Boden, der Rücken bildet eine gerade Linie. Die Position so viele Sekunden wie möglich halten. Variation: falls die Übung zu anstrengend für Sie ist, stützen Sie sich statt auf die Handflächen auf die Unterarme.

Verbessern Sie Ihre Balancefähigkeit.

Falls Sie unter 50 sind, sollten Sie etwa eine halbe Minute mit geschlossenen Augen sicher auf einem Bein stehen können. Über 50-Jährige sollten dies noch für etwa 20 Sekunden können, über 60-Jährige für mehr als 10 Sekunden und Ältere für etwa 5 Sekunden. Falls Sie vor haben, dies zu überprüfen, stellen Sie in jedem Fall sicher, dass jemand in Ihrer Nähe ist, der Sie bei Bedarf auffängt. Sind Sie alleine, so stellen Sie sich in eine Ecke des Zimmers mit einem stabilen Stuhl vor sich, an dem Sie sich sofort festhalten können, falls Sie das Gleichgewicht verlieren. Riskieren Sie keinesfalls einen Sturz. Unsere Balancefähigkeit lässt mit dem Älterwerden nach, zum Teil bedingt durch eine Verschlechterung der Muskelkraft in Sprunggelenk, Bein und Hüfte und durch Veränderungen im Gleichgewichtsorgan. Versuchen Sie jeden Tag auf einem Bein zu stehen, wechseln Sie das Standbein dabei ab. Das Ziel ist, unabhängig vom aktuellen Alter mindestens für 30 Sekunden mit offenen Augen auf einem Bein sicher stehen zu können. Tai Chi Chuan, Yoga und Chi Gong stellen geeignete Möglichkeiten dar, die Balancefähigkeit zu erhöhen. Auch alle tänzerischen Bewegungsformen und Jonglieren sind dafür exzellent geeignet.

Verbessern Sie Kraft, Beweglichkeit und Durchblutung mit Yoga.

Yoga-Übungen

Im Folgenden sind 6 Übungen aus dem Yoga zusammengestellt, die besonders gut geeignet sind die Durchblutung des Kopfes zu verbessern und zur Beweglichkeit und Entlastung des Nackens beizutragen (Thiopoulou 2009). Wenn Sie noch nie Yoga gemacht haben und Bedenken haben, holen Sie sich bitte ärztlichen Rat.

Alle Aktivitäten sollen von Wohlbefinden begleitet sein, genießen Sie die Bewegungen, genießen Sie es, Ihren Körper zu spüren, und gehen Sie großzügig und liebevoll mit diesem wertvollen Instrument um.

Während Sie die folgenden Übungen durchführen, atmen Sie bewusst ohne Druck und beobachten Sie Ihre Atmung und die Reaktion des Körpers auf die Atmung. Bitte üben Sie mit großer Vorsicht und Sorgfalt. Seien Sie zufrieden mit dem Ergebnis und machen Sie keine Bewegung mit Nachdruck. Gehen Sie achtsam mit Ihrem Körper um. Jeder Tag ist anders – respektieren Sie die Grenzen Ihres Körpers an diesem Tag.

Bitte lesen Sie den Text zu jeder Übung, bevor Sie sie durchführen. Bei manchen Übungen werden gesonderte Hinweise zur Vorsicht gegeben. Führen Sie die Bewegungen nur soweit aus, wie es Ihr Körper zulässt, ohne dass Sie Schmerzen spüren.

Übungen zur besseren Durchblutung des Kopfes und des Nackens

Nackenübung: *Bitte setzen Sie sich auf den Boden, auf die Fersen. Wenn es zu schwer ist, dann können Sie sich auch auf einen Stuhl setzen und die Füße gerade auf den Boden halten. Dehnen Sie Ihren Nacken und lassen Sie den Kopf sanft nach hinten fallen, während Sie einatmen. Die Bewegung muss sanft sein und darf nur so weit nach hinten gehen, dass Sie keinen Schmerz empfinden.*

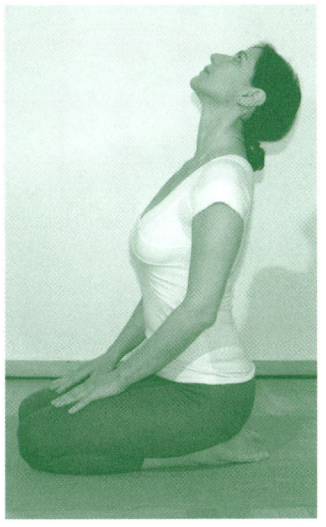

Abb. 11: Nackenübung 1

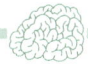

Bitte atmen Sie ein und lassen den Kopf dabei nach vorne sinken. Wiederholen Sie die zwei Bewegungen 4 bis 8 Mal langsam mit Konzentration und Achtsamkeit.

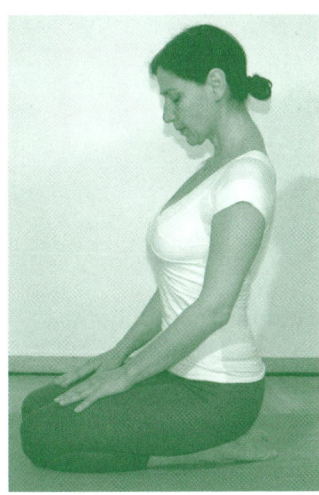

Abb. 12: Nackenübung 2

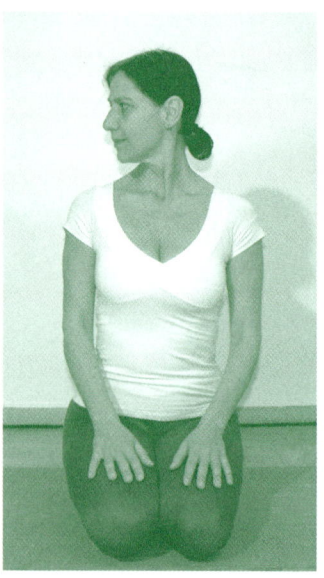

Atmen Sie bitte mit gedehntem Hals ein und aus und drehen den Kopf einmal nach links und einmal nach rechts. So weit wie es sich angenehm anfühlt und ohne, dass es schmerzt. Wiederholen Sie bitte jede Seite 4 bis 8 Mal.

Abb. 13: Nackenübung 3

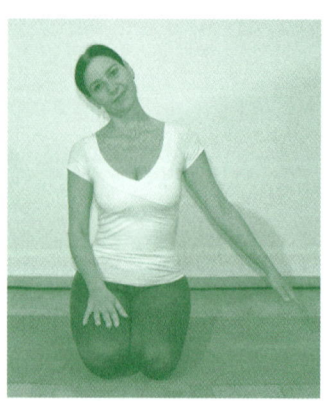

Abb. 14: Nackenübung 4

Bitte dehnen Sie den Nacken, atmen Sie ein und lassen den Kopf nach rechts fallen, während Sie den entgegengesetzten Arm hochheben, bis Sie eine gute Dehnung zwischen dem Mittelfinger und etwas unterhalb des linken Ohres spüren. Bitte bleiben Sie für 3 bis 4 Atemzüge in dieser Haltung und machen auf der einen Seite den Arm und auf der anderen den Nacken so lang wie möglich.
Bitte wiederholen Sie die Bewegung nun auf der anderen Seite. Ein oder zweimal pro Seite ist ausreichend.

Übungen zur Positionierung des Kopfes niedriger als das Herz, zur Förderung der Gehirndurchblutung

Position des Kindes: *Ausgehend von der Kniehaltung neigen Sie bitte den Oberkörper nach vorne, bis die Stirn den Boden erreicht. Wenn das nicht möglich ist, dann führen Sie die Hände unter die Stirn, wie in Abbildung 16.*

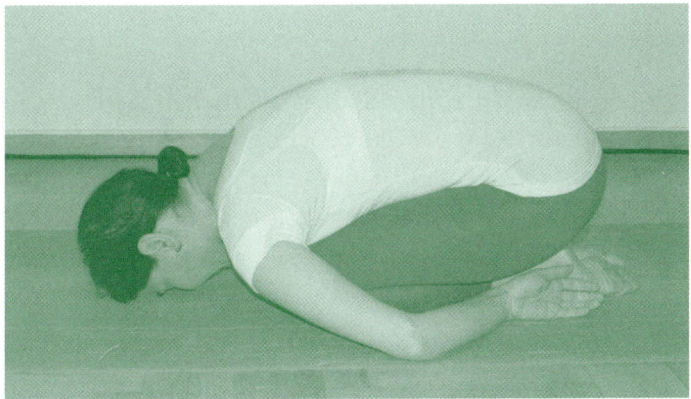

Abb. 15: Position des Kindes 1

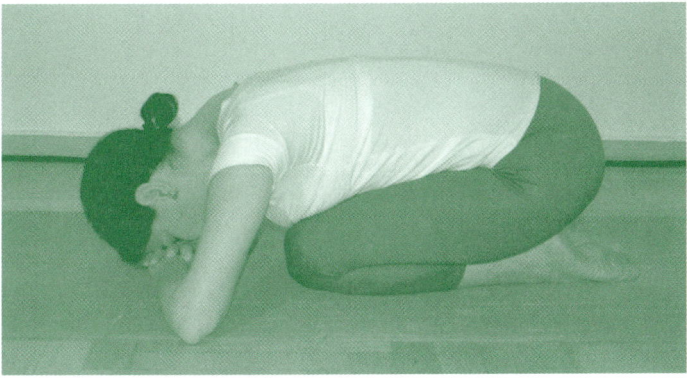

Abb. 16: Position des Kindes 2

Wenn es Ihnen immer noch nicht möglich ist, dann geben Sie ein Kissen unter der Stirn. Bitte bleiben Sie in dieser Position solange es für Sie angenehm ist und atmen Sie frei immer durch die Nase ein und aus. Bitte achten Sie mehr auf die Ausatmung. Bitte ruhen Sie sich in dieser Position aus, überlassen Sie Ihren Körper der Schwerkraft und stellen Sie sich vor, dass die Erde alle unsere Probleme aufnimmt, um sie zu einer frischen nützlichen Energie zu verwandeln.

Position des Hasen: *Stützen Sie die Handflächen zwischen den Knien und dem Kopf auf und heben Sie langsam das Becken bis der Kopf senkrecht auf dem Boden aufsitzt. Ziehen Sie die Schultern nach hinten und dehnen Sie den Nacken. Aktivieren Sie die Bauchmuskeln und atmen Sie tief ein; seien Sie achtsam in dieser Haltung und spüren Sie die Beschränkung, die sie vorgibt.*

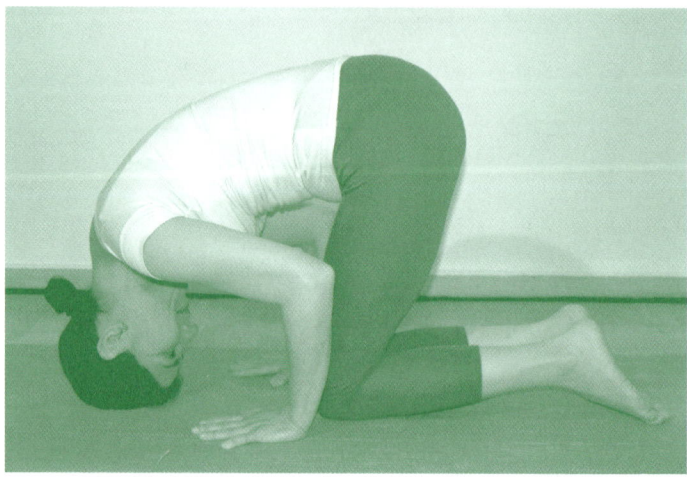

Abb. 17: Position des Hasen

Achtung: Wenn Sie zu Bluthochdruck neigen bleiben Sie in dieser Position nur für drei Atemzüge. Wenn Sie sehr hohen Blutdruck haben machen Sie diese Übung gar nicht. Das gilt auch bei ausgeprägten Problemen im Nackenbereich.

Leichter Kopfstand: *Bitte pressen Sie die Handflächen gut auf den Boden, mit gespreizten Fingern, heben Sie das Becken nach oben und strecken die Beine. Bitte vergewissern Sie sich, dass der Kopf senkrecht auf dem Boden gestützt ist. Bleiben Sie in dieser Position für einige Atemzüge, solange der Druck auf dem Kopf angenehm ist. Bitte bringen Sie vorsichtig das Becken auf die Fersen, entspannen Sie sich und dehnen die Arme nach vorne so gut wie möglich.*

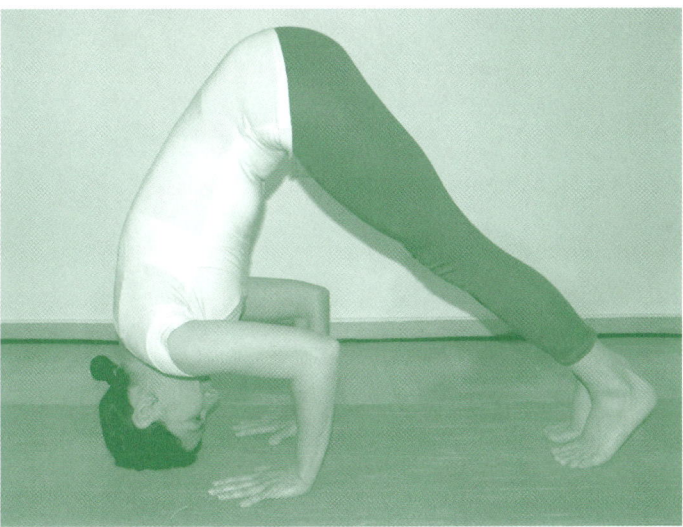

Abb. 18: Leichter Kopfstand

Sich dehnender Hund: *Bitte behalten Sie die Arme an der Position der vorherigen Übung, atmen Sie ein und beim Ausatmen schieben Sie die Hände mit offenen Fingern gut in den Boden und schieben das Becken nach oben. Bitte dehnen Sie die Beine und senken Sie die Fußsohlen soweit wie möglich Richtung Boden. Wenn Sie Ihre Fußsohlen nicht komplett aufsetzen können, machen Sie anstatt kleine Schritte und biegen Sie einmal das rechte und einmal das linke Bein. Lassen Sie den Nacken entspannt und den Kopf baumeln, ohne Wiederstand zu leisten. Wenn Ihre Arme ermüden, dann gehen Sie wieder zurück auf die Knie. Wiederholen Sie die Übung so oft Sie wollen.*

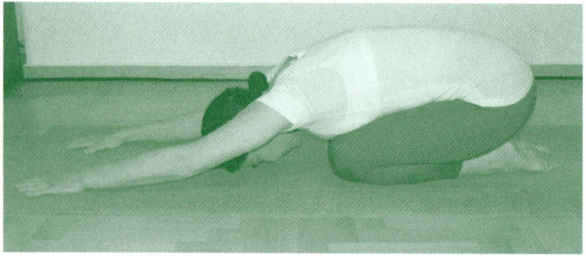

Abb. 19: Sich dehnender Hund 1

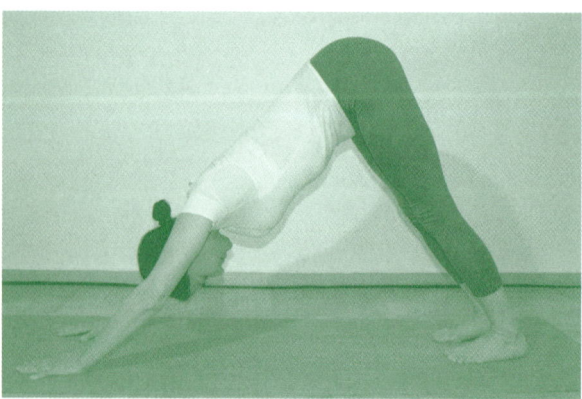

Abb. 20: Sich dehnender Hund 2

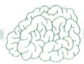

Nach vorne beugen: *Von der Position des Hundes bewegen Sie die Hände zu den Füssen bis sie rechts und links davon positioniert sind. Bitte dehnen Sie die Beine gut, so dass mit jedem Ausatmen der Bauch nach innen gezogen wird und lassen Sie den Kopf und den Brustkorb nach vorne aushängen – entspannen Sie. Wenn die Hände nicht bis auf den Boden kommen, dann machen Sie es wie in der folgenden Abbildung:*

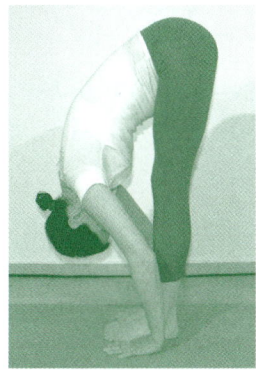 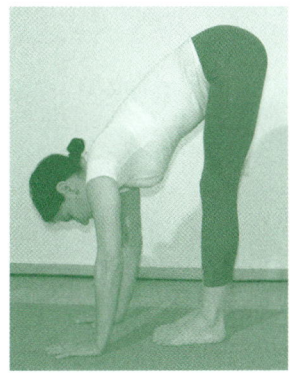

Abb. 21 und 22: Nach vorne beugen 1 + 2

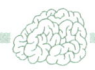

Wenn die Handflächen nicht bis nach unten kommen, dann setzen Sie nur die Fingerspitzen auf. Wenn das auch nicht möglich ist, dann falten Sie die Arme an den Ellenbogen zusammen und laufen mit den Füssen auf der gleichen Stelle oder beugen sie ein wenig, vorausgesetzt die Fersen sind fest und aktiv auf den Boden.

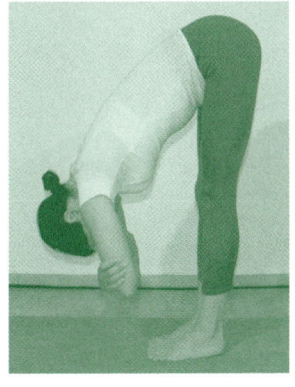

Abb. 23:
Nach vorne beugen 3

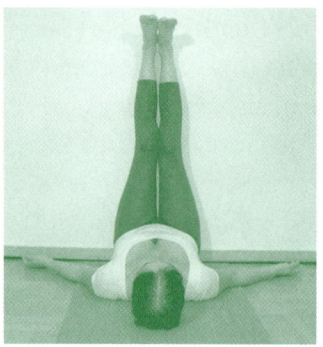

Bitte legen Sie sich auf den Rücken und lehnen die Beine an die Wand. Um sicher zu sein, dass Sie senkrecht zur Wand sind und den Rücken nicht belasten, schieben Sie sich, seitwärts liegend und eingerollt so nahe an die Wand, dass Ihr Gesäß diese berührt.

Abb. 24: Rückenlage 1

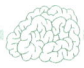

Mit der nächsten Drehung befinden Sie sich in der Mitte der Matte. Bitte dehnen Sie den Rücken gut und machen die Wirbelsäule einschließlich Nacken lang. Die Arme liegen gestreckt und entspannt an der Seite. In dieser Position können Sie den Kopf leicht nach rechts und nach links bewegen.

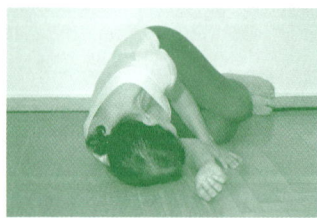

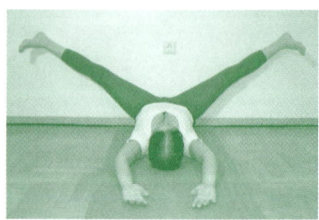

Abb. 25: Rückenlage 2   **Abb. 26:** Rückenlage 3

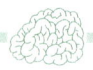

Wenn Sie wollen können Sie die Beine grätschen und die Arme seitlich neben die Ohren legen und die Handflächen nach oben drehen und dehnen.

Bleiben Sie in dieser Position so lange Sie wollen und entspannen Sie, atmen Sie ruhig und bewusst. Sie kommen aus dieser Stellung heraus, wie Sie hineingekommen sind: indem Sie sich vorsichtig auf die Seite rollen.

Leichte Schulterstütze: *Aus der Rückenlage heraus biegen Sie die Knie und heben das Becken nach oben an. Sie stützen die Knie auf die Stirn und halten den Rücken stabil mit den Händen. Sollten Sie Nackenprobleme haben, machen Sie diese Übung nicht oder nur für einen sehr kurzen Zeitraum. Bitte kommen Sie sanft zurück indem Sie Wirbel für Wirbel wieder auf den Boden legen bis der ganze Körper auf dem Boden liegt und entspannen kann.*

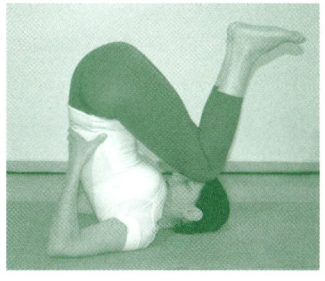

Abb. 27: leichte Schulterstütze

Das Alzheimer Prevention Center empfiehlt eine besondere Form des Yoga – das Kirtan Kriya Yoga – welches schon bei 12 Minuten täglich üben zu einer besseren Gehirndurchblutung führen soll (Carper 2010, 184f).

6.4. Ich achte auf meine Stimmung

Anregungen für die Seele

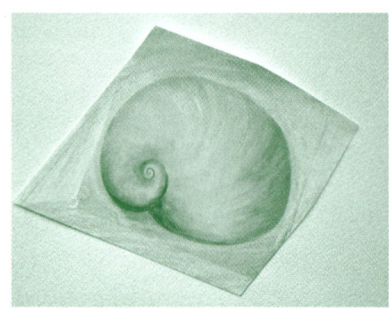

„Wenn die Strategie der Depression darin besteht, Gefühle durch Depression zu ersetzen, so besteht die Therapiestrategie darin, Depression durch Gefühle zu ersetzen." (Sulz/Hauke 2009, 172)

Dies geschieht durch Exposition, das heißt sich den Gefühlen auszusetzen. Die vier wichtigen Gefühlskategorien sind Freude, Angst, Ärger und Trauer. Da es sich bei den folgenden Anregungen nicht um psychotherapeutische Interventionen handelt, beschränken sie sich auf die Intensivierung positiver Emotionen.

Auf die potenziell schädlichen Auswirkungen von Stress, mangelnder Entspannung, unzureichendem Schlaf und niedergeschlagener Stimmung bis hin zu einer echten Depression wurde bereits hingewiesen (→ Kap. 4).

Was man gegen eine Depression tun kann

Hören Sie regelmäßig Ihre Lieblingsmusik und dies in ausreichender Lautstärke.

Es ist dabei vollkommen Ihre Sache, in welche Richtung Ihr Musikgeschmack Sie zieht. Singen Sie, wenn Ihnen danach ist laut mit. Treten Sie einem Chor bei. Tanzen Sie, alleine oder zu zweit zu Hause zu Ihrer Lieblingsmusik.

Sehen Sie sich regelmäßig Ihre schönsten Fotos an.

Schwelgen Sie dabei so richtig in der Vorstellung der Situation, des Ortes oder der Personen, die auf dem Foto abgebildet sind. Rufen Sie sich intensiv und mit allen Sinnen die positiven Gefühle in Erinnerung, die mit der Situation auf dem Foto verknüpft sind. Wählen Sie ein Foto von sich aus, aus der Vergangenheit oder aus der Gegenwart, auf dem Sie selbst finden, dass Sie glücklich, kraftvoll, optimistisch und gesund aussehen. Lassen Sie dieses Foto vergrößern, hängen Sie es an einem Ort auf, an dem Sie mehrmals täglich vorbeikommen. Bleiben Sie täglich mindestens einmal etwas länger vor diesem Bild stehen, lächeln Sie sich selbst zu und versuchen Sie sich genauso zu fühlen, wie Sie auf dem Foto aussehen.

Lachen Sie, so viel wie möglich.

Stellen Sie für sich selbst eine kleine Reihe besonders lustiger Filme zusammen, erlaubt ist was gefällt. Sehen Sie sich diese Filme regelmäßig an. Sie werden beobachten, dass die Komik nicht aufhört komisch zu sein, manchmal ist es sogar so, dass man schon anfängt zu lachen, bevor die nächste lustige Szene überhaupt kommt. Sehen Sie sich Videos (z. B. auf Youtube) über Lach Yoga an, oder besuchen Sie einen Kurs in Lach Yoga.

Üben Sie Entspannungsverfahren oder praktizieren Sie Achtsamkeitsmeditation.

Wie in dem Kapitel über mögliche Risikofaktoren schon dargestellt (→ Kap. 4), leben wir in einer an Ablenkungen und Herausforderungen reichen Umgebung, in der es nicht immer leicht fällt, das richtige Maß zu halten. Phasen der Ruhe und Entspannung kommen zu kurz, und bei aller Aktivität sind wir dann häufig gar nicht richtig auf eine Sache konzentriert. Die Folge davon sind Stress, Aufmerksamkeits- und Gedächtnisdefizite und nicht selten auch Auswirkungen auf unsere Stimmungslage.

Eine Möglichkeit diese Entwicklungen zu steuern und zu regulieren ist die Achtsamkeitspraxis. Achtsamkeit, Meditation oder Kontemplation, sind weder exotisch noch streng religiös ausgerichtet. Das Konzept der Achtsamkeitsmeditation leitet sich zwar überwiegend von der fernöstlichen Tradition her, ist aber in allen großen Religionen präsent. In der modernen Medizin und Psychologie finden vermehrt Verfahren aus der Achtsamkeitspraxis Eingang, dies aber strikt überkonfessionell und ohne jeden missionarischen Anspruch.

Aus den Fachgebieten Neurobiologie, Medizin, Psychologie und angrenzenden Wissenschaften werden mehr und mehr Forschungsbefunde darüber bekannt, wie sehr der Mensch auf der einen Seite durch Vorgänge im Gehirn gesteuert wird, wie sehr er aber auf der anderen Seite in der Lage ist, sein Gehirn selbst zu beeinflussen. Gehirn und Geist (als Zusammenfassung all dessen was wir sind) stehen in enger Wechselbeziehung. Auch das Gehirn des Erwachsenen ist formbar und Gedanken, welche wir wiederholt denken, bilden neue neuronale Strukturen aus. Das ist einer der Gründe für das Funktionieren von Psychotherapie. Manchmal geht es aber weniger um das Denken, als nur darum wach und achtsam in einer Situation zu sein und das übliche Kreisen unserer Gedanken zu beruhigen.

Achtsam zu sein heißt nichts anderes, als die eigene Aufmerksamkeit gut kontrollieren zu können.

Gehen wir von der Vorstellung aus, dass alles was durch unsere Aufmerksamkeit strömt auch unser Gehirn und unseren Geist prägt und beeinflusst, so stellt die bewusste Lenkung der Aufmerksamkeit eine wesentliche Grundlage für die Gesunderhaltung unseres Gehirns dar. Alle verfügen über die Fähigkeit, die Aufmerksamkeit zu trainieren. Dies geschieht unter anderem auf dem Weg der Meditation und der Achtsamkeitspraxis.

Aufmerksamkeit erfüllt drei überaus wichtige Aufgaben in unserem ganz alltäglichen Leben. Sie ist zuständig für das Aufrechterhalten neuer Informationen, für den Abgleich vorhandener Informationen mit aktuellen, neu eintreffenden Informationen und für die Suche nach Stimulation. Um dies zu ermöglichen, benötigen wir eine gleichbleibende Menge an Dopamin im Gehirnstoffwechsel. Diese regelt den Zustrom neuer Informationen zum Arbeitsgedächtnis, verhindert somit auch eine Überflutung dieses Speichers, oder aber reagiert auf zu geringe Stimulation. Der enge Zusammenhang zur Gedächtnisleistung liegt somit auf der Hand.

Wie stark die Effekte von Meditation auf Vorgänge im Gehirn sind, konnte man an Hand von bildgebenden Verfahren bereits sichtbar machen. Werden tibetische Mönchen oder Nonnen, welche seit vielen Jahren intensiv meditieren im Zustand tiefster Versenkung untersucht, so ist zu beobachten, dass sie in der Lage sind, ungewöhnlich große Areale im Gehirn zu integrieren und zu vereinigen. Meditation kann, regelmäßig praktiziert, zu einer Vermehrung des Gehirnvolumens im Bereich der Gliazellen (Stützzellen) beitragen. Außerdem sind weitere positive Effekte belegt: Blutdrucksenkung, Verringerung der Pulsrate, Stressabbau, Verminderung depressiver Symptome, Verringerung entzündlicher Prozesse, Verbesserung der Blutzucker- und Insulinwerte, Steigerung der Gehirndurchblutung, Erwärmung der Haut, Entspannung der Muskulatur, verbesserter Schlaf.

Es ist ganz eindeutig in der westlichen Industriegesellschaft nicht möglich und auch nicht erforderlich, dass die Mehrheit der Bevölkerung viele Stunden des Tages in tiefer meditativer Versenkung zubringt. Dennoch gibt es verschiedenste Möglichkeiten, Ansätze davon in unseren Alltag zu integrieren. Bereits 12 Minuten täglicher Praxis können zu messbaren Verbesserungen und zu einer Senkung des Demenzrisikos ausreichen (Caprer 2010).

Als erster Schritt dazu ist die Absicht erforderlich, in möglichst vielen Situationen bewusst wach und wachsam anwesend zu sein, den „Autopilot" (übliche automatisierte Art zu denken und wahrzunehmen) nicht zu oft das Steuer übernehmen zu lassen, den Geist zur Ruhe zu bringen und sich des Augenblickes gewahr zu werden. Es gibt unzählige und unterschiedlichste Möglichkeiten, wie man sich und seinen Organismus zur Ruhe und in eine Phase der Entspannung, Erholung oder der Achtsamkeit bringen kann. Dazu gehören die vertiefte Atmung, Achtsamkeitspraxis, das Hören von Musik (keine Berieselung nebenher), Yogaübungen, das Gebet (Rosenkranz), das Rezitieren von Mantras, das Sitzen in der Stille. Alle genannten Ansätze stimulieren Regionen im Gehirn, die auch mit der Gefühlssteuerung befasst sind und auch als „optimistische" Zentren in unserem Zentralnervensystem bezeichnet werden.

Im Folgenden wird keine Schulung zur Achtsamkeitspraxis angeboten, es werden nur einige kleine Hinweise und Übungsanleitungen vorgestellt.

Werden Sie sich bewusst, wie Sie genau in diesem Moment sitzen. Spüren Sie die Kontaktflächen Ihres Körpers zur Unterlage? Wie nehmen Sie Ihre Fußsohlen wahr, wie fühlen sich

Oberschenkel, Gesäß, Rücken und Unterarme an. Welche angenehmen oder weniger angenehmen Gefühle nehmen Sie in Ihrem Körper wahr? Wo spüren Sie im Moment Ihren Atem?

Versuchen Sie nun Ihren Körper möglichst ganzheitlich und intensiv wahrzunehmen. Verweilen Sie einen Augenblick bei dieser Wahrnehmung.

Diese kleine Übung, lässt sich praktisch zu jeder Zeit und fast an jedem Ort durchführen. Sie verbindet Sie mit Ihrem Körper und ermöglicht ihnen die Wahrnehmung des Augenblicks. Für die nächsten Übungen benötigen Sie eine ruhige und ungestörte Umgebung und ein wenig Zeit.

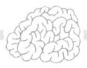

Atemübung
Setzen Sie sich bequem aber aufrecht auf einen Stuhl, oder legen Sie sich auf den Boden. Schließen Sie die Augen. Nehmen Sie die Lage Ihres Körpers wahr, die Kontaktflächen zur Unterlage. Falls Sie unangenehme Spannungen verspüren, lockern oder verändern Sie Ihre Position noch einmal so, dass Sie diese als angenehmer empfinden. Nehmen Sie nun wahr, dass Sie atmen. Wo spüren Sie Ihren Atem am intensivsten, im Bauch, im Brustraum oder an der Nase. Wie spüren Sie das Ein- und Ausströmen der Atemluft. Versuchen Sie nun, einige Atemzüge lang, ganz uneingeschränkt jeden Atemzug in seiner vollen Dauer wahrzunehmen. Beeinflussen Sie den Atem nicht, lassen Sie ihn ganz natürlich ein- und ausströmen. Vielleicht nehmen Sie auch die kleinen Atempausen wahr, die zwischen den Atemzügen liegen. Fall Sie bemerken, dass Ihre Gedanken abschweifen, so lenken Sie diese wohlwollend wieder auf den Atem zurück. Seien Sie nicht unzufrieden oder kritisch mit sich, es ist völlig normal, dass die Gedanken dies versuchen.

Wenn Sie meinen, die von ihnen vorgestellte Dauer der Übung ist erreicht, so lenken Sie Ihre Aufmerksamkeit wieder stärker auf die Wahrnehmung der Umgebung. Finden Sie kleine Bewegungen mit denen Sie Ihren Körper aktivieren, öffnen Sie die Augen und versuchen Sie, etwas von der Ruhe die Sie vielleicht gerade verspürt haben, in die nächste Aktivität mitzunehmen.

Für manche Menschen ist die Vorstellung einfach nur still dazusitzen eher beängstigend als beruhigend. In der Achtsamkeitspraxis stehen auch aktivere Übungsformen zur Verfügung, dazu zählt etwa die Gehmeditation.

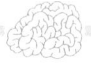

Gehmeditation
Wählen Sie eine bestimmte Strecke (z.B. in einem Park oder Wald) und eine Tageszeit aus, zu der Ihnen nicht ständig jemand über den Weg läuft. Gehen Sie diese Strecke zügig und nehmen Sie dabei bewusst jeden einzelnen Schritt wahr. Das Berühren des Bodens mit der Zehenspitze, das Aufsetzen und Abrollen der Fußsohle, das Heben des Fußes und Absenken des anderen Fußes und so weiter und so weiter. Falls Ihnen Gedanken durch den Kopf gehen, bringen Sie Ihre Aufmerksamkeit bewusst zur Wahrnehmung jedes Schrittes zurück. Sie können bei jedem einzelnen Schritt wieder neu beginnen.

Die folgende Anleitung ist eine abgewandelte Form der Sehmeditation.

Sehmeditation
Stellen Sie sich an ein Fenster. Richten Sie Ihre ganze Aufmerksamkeit auf die Wahrnehmung der Dinge vor dem Fens-

ter. Sehen Sie zwei Minuten nur nach links, nehmen Sie Dinge wahr die in der Nähe und jene, die weiter weg sind. Falls Ihre Aufmerksamkeit abschweift, bringen Sie sie sanft wieder auf das Sehen zurück. Nach zwei Minuten richten Sie Ihren Blick in die Mitte der Szenerie vor dem Fenster und gehen vor wie bereits beschrieben. Lassen Sie sich nicht durch Geräusche, Gerüche oder Körperempfindungen ablenken, nehmen Sie diese jeweils wahr, benennen Sie sie innerlich und lenken Sie die Aufmerksamkeit wieder auf das Sehen. Danach richten Sie den Blick für zwei Minuten nach rechts und nehmen achtsam wahr, was Sie nun sehen. Kommen Sie dann mit Ihrer Wahrnehmung in den Raum zurück und versuchen Sie, etwas von der Ruhe die Sie während der Übung vielleicht wahrgenommen haben, in die nächste Zeit des Tages mitzunehmen.

Eine sehr schöne Möglichkeit, sich zu zentrieren, stellt auch die Beobachtung des Lichtes einer Kerze dar. Auch dazu ist eine ruhige Umgebung förderlich, bzw. notwendig.

Lichtmeditation
Setzen Sie sich bequem aber aufrecht hin, stellen Sie eine Kerze vor sich auf und entzünden Sie diese. Bringen Sie Ihre Aufmerksamkeit bewusst zur Beobachtung der Kerzenflamme. Nehmen Sie die Bewegungen und Veränderungen des Lichtes wahr. Kommen Sie dann mit Ihrer Wahrnehmung wieder zu ihrem Körper zurück, nehmen Sie Ihren Atem und die Umgebung wahr.

Unsere Wahrnehmung kann achtsam und bewusst auch auf ganz kleine und alltägliche Dinge gerichtet werden.

Wahrnehmungsübung
Nehmen Sie ein kleines Stück Holz, einen Stein oder eine Mu-
schel in Ihre Hand, fühlen Sie die Struktur Weichheit oder Rau-
heit, das Gewicht oder die besondere Leichtigkeit und nehmen
Sie dann das Objekt mit den Augen wahr. Drehen Sie es hin
und her und beobachten Sie es ganz genau. Stellen Sie sich
vor, wie Sie es später zeichnen könnten. Tragen Sie das Objekt
Ihrer Beobachtung bei sich und berühren Sie es im Alltag ge-
legentlich.

Alternative:
Beobachten Sie ein kleines Insekt, eine Mücke oder einen Ma-
rienkäfer ganz genau. Die Fühler, Beinchen, Flügel, Augen, die
ganzen Details und die Bewegungen. Nehmen Sie sich Zeit,
sich ganz bewusst und intensiv in die Betrachtung zu ver-
senken.

Es gibt mittlerweile eine ganze Reihe hochwertiger Bücher und
CD's mit vielfältigen Anleitungen. Informationen zu Instituten
und weiteren Medien für die vertiefte Auseinandersetzung mit
dem Thema finden sich im Anhang.

Suchen Sie professionelle Hilfe, falls Ihre Stimmung trotz intensiver eigener Bemühungen diese zu verbessern, depressiv bleibt oder Sie anhaltend unter Stresssymptomen, oder
Schlafstörungen leiden.

Der erste Weg führt in der Regel zum Hausarzt oder zum Facharzt. Ebenso können Sie sich an Psychotherapeutische Praxen

wenden. Auch Selbsthilfegruppen leisten wichtige Beiträge in der Unterstützung und Beratung.

6.5 Ich achte auf meine sozialen Kontakte

Anregungen für das „zoon politikon" (der Mensch als soziales und politisches Wesen)

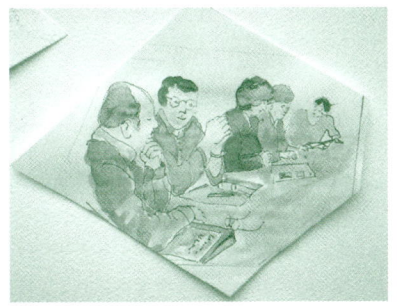

All jenen, die ohnehin über ein sehr dichtes soziales Netz verfügen und Kontakte zu unterschiedlichen Generationen pflegen, ist zu empfehlen: „Weiter so". Jene, die zwar weniger unter Menschen sind, sich dabei aber überhaupt nicht einsam fühlen, müssen auch nicht um jeden Preis etwas an Ihrem Lebensstil verändern, für sie gilt allerdings die Warnung, es mit dem Alleinsein nicht zu übertreiben.

Menschen aber, die sich einsam fühlen und darunter leiden, zu wenig in soziale Zusammenhänge eingebunden zu sein, ist dringendst anzuraten, diesen Zustand, rasch und nachhaltig zu verändern.

!

Engagieren Sie sich. Fragen Sie nicht was andere für Sie tun können, fragen Sie vielmehr, was Sie für andere tun können.

Eine der mächtigsten Waffen gegen das Gefühl von Einsamkeit, ist eine sinnvolle Aufgabe. Suchen Sie Informationen über ehrenamtliche Tätigkeiten, die Sie übernehmen könnten. Beteiligen Sie sich an Aktionsgruppen in Ihrer Umgebung, oder unterstützen

Sie aktiv Vereinigungen die gegen Unrecht und Armut in anderen Ländern der Erde kämpfen. Übernehmen Sie Aufgaben im Tierschutz oder Umweltschutz.

! Besuchen Sie Freunde und Bekannte oder laden Sie diese zu sich ein.

Vereinbaren Sie dafür einen festen Ablauf. Früher war es üblich einen „Jour fixe" zu haben. In Zeiten von Handy und Email, verlassen wir uns mehr und mehr auf sehr kurzfristige und teils komplizierte Absprachen. Viel besser ist es zum Beispiel zu sagen, „Ich koche immer am ersten Donnerstag im Monat für euch". Rufen Sie einen Stammtisch ins Leben. Veranstalten Sie ein Klassentreffen, regen Sie einen Abend unter Kollegen an. Falls Sie tatsächlich keine Menschen in Ihrer Umgebung haben, mit denen Sie Ihre Kontakte in dieser Hinsicht intensivieren können, nutzen Sie die virtuelle Welt. Auch die Teilnahme an sozialen Netzwerken im Internet schafft neue Verbindungen und wirkt kognitiv aktivierend.

! Nehmen Sie ein Abonnement – oder besser gleich zwei.

Sie alle kennen die guten Vorsätze, mal wieder in ein Konzert oder zu einer Theateraufführung zu gehen. Sich dann, möglicherweise alleine, um die Karten zu kümmern und sich tatsächlich auf den Weg zu machen, erfordert Disziplin, Organisationstalent und Willensstärke. Gerade wenn es uns aber phasenweise nicht ganz so gut geht, fällt uns dieser Einsatz oftmals schwer. Wie angenehm ist es im Gegensatz dazu, immer mal wieder die Karten für ein interessantes Angebot einfach ins Haus zu bekommen. Falls Sie über die finanziellen Mittel verfügen, könnten Sie gleich zwei Plätze nehmen. So haben Sie Gelegenheit, immer wieder jemandem eine Freude zu bereiten, indem Sie ihn zum Mitkommen einladen und Sie selbst haben Gesellschaft. Der Vorteil eines Abonnements kann auch darin liegen, dass man öfter die gleichen Sitznachbarn hat und sich auch daraus ein sozialer Kontakt entwickeln kann.

Treten Sie einem Verein oder Club bei.

Ganz nach Ihren Neigungen kann es sich dabei um eine Wandergruppe, einen Schwimmverein, eine Literatur- oder Diskussionsgruppe, einen Fotoclub, einen Eisenbahnfreundeskreis, eine Handarbeitsrunde, einen Computer- oder Vespaclub oder um eine religiös ausgerichtete Vereinigung handeln.

Lernen Sie, lernen Sie vor allem Sprachen.

Sie werden beim Lernen natürlich nur Menschen kennen lernen, wenn Sie dies nicht für sich alleine zu Hause tun. Sofern es Ihre Zeit zulässt, schreiben Sie sich in Kurse ein. Bereichern Sie Ihren Alltag auf diese Weise gleich zweifach durch geistige und soziale Anregungen.

Unterschätzen Sie die Familie nicht.

In unserer sehr von Individualität und Unabhängigkeit gekennzeichneten Gesellschaft kann es vorkommen, dass die Kontakte zur eigenen Familie relativ lose werden. Abhängig natürlich auch von der Familienbiografie, tragen wir vielleicht Ressentiments mit uns herum und fühlen uns bei der Vorstellung wohler, nur mit den von uns selbst gewählten Freunden zu verkehren. Denken Sie daran, jeder verdient eine zweite Chance, auch Cousinen und Cousins, mit denen wir als Kinder oder Jugendliche nie etwas zu tun haben wollten. Pflegen Sie familiäre Kontakte nicht nur zu Ihrem Ehepartner und Ihren Kindern und Enkelkindern, nein, treffen Sie so oft wie möglich auch Neffen, Nichten, Onkel und Tanten, Großonkel und Großtanten und die angeheirateten Verwandten. Falls die Verwandtschaft zu weit weg lebt, telefonieren Sie regelmäßig oder greifen Sie die alte Kunst des Briefeschreibens auf, zeitgemäß können Sie natürlich auch Emails schicken. Denken Sie daran, dass gerade im elektronischen Zeitalter, eine echte Postkarte viel Freude bringen kann.

Nachwort: Vom aktiven und erfolgreichen Alter(n) – was heißt hier erfolgreich?

Das Jahr 2012 hat die WHO zum Europäischen Jahr des „active Aging – aktiven Alterns" ernannt.

> „Aktives Altern ist der Prozess der Optimierung von Möglichkeiten zur Erhaltung von Gesundheit, gesellschaftlicher Teilnahme und Sicherheit mit dem Ziel, in der Alterung Lebensqualität zu erhöhen…. Aktives Altern erlaubt Menschen, ihr Potenzial für körperliches, soziales und mentales Wohlbefinden über die gesamte Lebensspanne zu erhalten und an der Gesellschaft teilzunehmen…. Aktives Altern unterstützt die Steigerung einer gesunden Lebenszeit mit höherer Lebensqualtiät. " (WHO 2002, 12f , eigene Übersetzung)

Was bedeutet es jedoch für den einzelnen Menschen angesichts des vielbesprochenen demografischen Wandels „aktiv" oder auch „erfolgreich" zu Altern? Wie ist es zu erreichen ohne unter dem ständigen Druck zu stehen gesund – aktiv und jung zu bleiben und dem Credo einer Gesellschaft in der Alter eher negativ behaftet ist und die nach wie vor dazu tendiert, es zu verdrängen.

An dieser Stelle soll eine wichtige Arbeit des Psychologen Professor Paul B. Baltes, einem der wichtigsten und international renommierten deutschen Gerontologen kurz vorgestellt werden, um Sie darin zu unterstützen den eigenen Standpunkt vor dem Hintergrund der aktuellen Diskussionen zur alternden Gesellschaft zu finden.

Das Wort „erfolgreich" verbinden wir meist mit Leistung. Jemand ist dann erfolgreich, wenn er eine besondere Leistung erbracht hat: z. B. eine Hochleistungssportlerin wird an ihren besten Ergebnissen gemessen oder ein erfolgreicher Verkäufer hat sehr gute Umsätze erzielt. Erfolgreich in Zusammenhang mit der Alterung bedeutet jedoch keine Leistung im Sinne der genannten Beispiele, sondern bezeichnet die Fähigkeit mit den jeweiligen Anforderungen des Lebens im Alter in einer für sich selbst optimalen Weise umgehen zu können. So ist hier gemeint, dass Menschen versuchen können, ihre individuelle Lebensweise oder aber einzelne Handlungen zu verbessern – zu *optimieren*. Studien haben gezeigt, dass diese Verbesserung bis ins hohe Alter möglich ist. Da man jedoch im Alter nicht mehr über dieselbe Energie verfügt, wie in der Jugend, ist es auch notwendig auszuwählen wofür die vorhandene Kraft verwendet werden soll – eine *Selektion* vorzunehmen. Das heißt, sich auf bestimmte Aktivitäten oder Lebensbereiche zu konzentrieren. Und wenn man merkt, dass bestimmte Tätigkeiten nicht mehr „so gut gehen", sollte man versuchen eine andere Vorgehensweise für die gleiche Zielsetzung zu finden – zu *kompensieren* und sie anders auszuführen. Diese etwas umständliche Beschreibung des Modells „*der Selektiven Optimierung durch Kompensation*" kann an den folgenden Beispielen verdeutlich werden: Als der fast 80-jährige Pianist Arthur Rubinstein gefragt wurde, wie er es schafft, in diesem hohen Alter als Konzertpianist noch so erfolgreich zu sein, antwortete er, dass er mehr übe als früher (Optimierung), weniger Stücke spielen würde (Selektion) und vor schnellen Passagen langsamer spiele, so dass der Kontrast zu den schnellen Passagen damit stärker würde (Kompensation) (Lehr 2003). Ein weiteres Beispiel aus dem alltäglichen Leben, welches häufig im Gespräch mit älteren (häufiger sind es) Frauen genannt wird, verdeutlicht es erneut. Eine 79-jährige Klientin beklagt sich, dass sie nicht mehr so aufwendig kochen könne und daher keine Einladungen mehr aussprechen würde. Das sei allerdings sehr schade, da ihre Stimmung dadurch depressiv werden würde, ihr fehlten das Lob und die Anerkennung. Sie könne aber nicht mehr die Erwartungen aus ihrer Umgebung erfüllen und so würde sie es gleich bleiben lassen.

Wir haben folgende Lösung im Sinne eines „erfolgreichen Alterns" erarbeitet. Die Dame hat die Aufgabe bekommen, erst einmal für sich und ihren Ehemann häufiger auch aufwendige Gerichte zu kochen (Optimierung). Sie sollte aber auswählen, welche ihr besonders gut gefallen und für eine Einladung geeignet sind (Selektion). Teile des Menüs, die aufwendig sind oder sie überfordern würden wie z. B. das Hacken der Petersilie oder die komplizierte Nachspeise, könnten fertig gekauft werden (Kompensation). So muss man auch in diesem Lebensabschnitt nicht auf die so wichtigen sozialen Kontakte verzichten und kann somit seinen Alltag „erfolgreich und aktiv" gestalten.

Eine Umsetzung dieser Denkweise bedeutet, dass jeder Mensch bis ins hohe Alter die Fähigkeit und die Möglichkeit hat, sich zu entwickeln und seine Kräfte auf eine für ihn befriedigende Weise einzusetzen. Eine solche Umgangsweise erfordert allerdings, dass auch ein gesellschaftliches Umdenken stattfindet und tatsächlich optimale Möglichkeiten zur Kompensation in einer Gesellschaft, die sich *aktiv* für das Alter einsetzt, geschaffen werden.

Zitierte Literatur

Ahlskog, J. E., Geda, J. E., Graff-Radford, N. R., Peterseh, R. C. (2011):Physical exersise as a preventive or disease-modifying treatment of dementia and brain aging., Mayo Clinic Proceedings 86 (9), 876–884

Ball, K., Berch, D., Helmers, K., Jobe, J., Leveck, M., Marsiske, M., Morris, J., Rebok, G., Smith, D., Tenstedt, S., Unverzagt, F., Willis, S. (2002): Effects of cognitive training interventions with older adults: a randomized controlled trial. J. of the American Medical Association 288, 2271–2281

Bashore, T. R., Goddard, P. H. (1993): Preservative and restorative effects of aetobic fitess on the age-related slowing of mental processing speed. In: Cerella, J., Rybash, J., Hoyer, W., Commons, M. L. (Hrsg.): Adult information processing. Limits on loss. Academic Press, San Diego, 205–228

Carter, R.(2010): Das Gehirn. Anatomie, Sinneswahrnehmung, Gedächtnis, Bewusstsein, Störungen. Dorling Kindersley Verlag, München

Caprer, J. (2010): 100 Simple Things You Can Do To Prevent Alzheimer's And Age-Related Memory Loss. Little, Brown and Company, New York/Boston/London

Deutsche Gesellschaft für Psychiatrie, Psychotherapie und Nervenheilkunde (DGPPN), Deutsche Gesellschaft für Neurologie (DGN) (Hrsg.) (2010): Diagnose und Behandlungleitlinie Demenz. Interdisziplinäre S3-Praxisleitlinien. Springer-Verlag, Heidelberg

Dilling, H., Mombour, W., Schmidt, M. H. (2008): Internationale Klassifikation psychischer Störungen, ICD-10 Kapitel V (F), Diagnostische Kriterien für Forschung und Praxis, 4. überarbeitete Auflage, Hans Huber Verlag, Bern.

Frankl, V. E. (1992): Psychotherapie für den Alltag. Herder, Freiburg in Breisgau

Frankl, V. E. (2005): Ärztliche Seelsorge. Zsolenay, Wien.

Glück, J., Heckhausen, J. (2001): Kognitives Training im Alter: Potenzial und Grenzen der Plastizität. In: Klauer, J. (Hrsg.): Handbuch kognitives Training. Hogrefe, Göttingen, 431–466

Jaeggi S. M. et al. (2008): Improving Fluid Intelligence with Training on Working Memory. In: Proceedings of the National Academy of Sciences of the USA 105, 6829–6833

Kempermann, G. (2007): Nicht ausgeliefert an Zeit und Welt: Die Plastizität des alternden Gehirns. In: Gruss, P. (Hrsg.): Die Zukunft des Alterns. Die Antwort der Wissenschaft. Verlag C. H. Beck, München, 35–50

Lustig, C., Shah, P., Seidler, R., Reuter-Lorenz, P. A. (2009): Aging, training, and the brain: a review and future directions. In: Neuropsychological Review, 19 (4), 504–522

Lehr, U. (2003): Psychologie des Alterns. Quelle & Meyer Verlag, Wiebelsheim

Lukas, E. (1990): Auch dein Leiden hat Sinn. Herder, Freiburg im Breisgau

Lukas, E. (2002):Lehrbuch der Logotherapie. Profil Verlag, München

Oswald, W. D., Rödel, G. (1995): Gedächtnistraining. Ein Programm für Seniorengruppen. Hogrefe, Göttingen

Owen A. M. et al. (2010): Putting Brain Training to the Test. In: Nature 465, 775–779

Petersen, R. C., Smith, G. E., Waring, St.C., Ivnik, R.J., Tangalos, E.G., Kokmen, E. (1999): Mild cognitive impairment. Archives Neorology, 56, 303–308

Petzold, H., Horn, E., Müller, L., (Hrsg.)(2011): Hochaltrigkeit. Herausforderung für persönliche Lebensführung und biopsychosoziale Arbeit. VS Verlag, Wiesbaden

Poulaki, S. (2004): Entwicklung und Evaluation eines computergestützten Trainings der zentralen Exekutive des Arbeitsgedächtnisses. Verlag Dr. Hut, München

Rosen, A. C., Sugiura, L., Kramer, J.H., Whitfield-Gabrieli, S., Gabrieli J. D. (2011): Cognitive training changes hippocampal funkction in mild cognitive impairment: a pilot study. Journal Alzheimers Disese, 26 (Suppl 3, 349–357

Rüegg, J. C.(2011): Gehirn, Psyche und Körper. Neurobiologie von Psychosomatik und Psychotherapie. 5. Aufl. Schattauer, Stuttgart

Saß, H., Wittchen H.-U., Zaudig, M. (1996): Diagnostisches und statistisches Manual psychischer Störungen. DSM IV. Vol. 4 Hogrefe, Göttingen

Schröder, J., Pantel, J. (2011): Die leichte kognitive Beeinträchtigung. Schattauer, Stuttgart

Stoppe, G. (2007): Demenz. Diagnostik – Beratung – Therapie. 2. Aufl. Ernst Reinhardt, München

Shulman, K. I., Gold, D. P., Cohen, C. A. & Zucchero, C. A. (1993): Clock-drawing and dementia in the community: A longitudinal study. In: International Journal of Geriatric Psychiatry, 8, 487–496

Sulz, S. K. D., Hauke, G. (Hrsg.)(2009): Strategisch-Behaviorale Therapie, CIP-Medien, München

Small, G., Vorgan, G. (2011): The Alzheimer's Prevention Program. Keep Your Brain Healthy for the Rest of Your Life. Workman Publishing Company, New York

Theopoulou M. (2012): e-thymari.yoga thymari@hotmail.com

Wilson, R. S., Krüger, K. R., Arnold, S. E., Schneider, J. A., Kelly, J. F., Barnes, L. L., Tang, Y., Bennett, D. A., (2007): Loneliness and risk of Alzheimer disease. In: Archives of General Psychiatry 64, 234–240

World Health Organisation(2002): Active Aging: A policy Framwork www.cure4you.dk/354/WHO-5_German.pdf

Literaturempfehlungen

Cohen, G. D.(2006): Vital und kreativ. Geistige Fitness im Alter. Walter Verlag, Düsseldorf

Förstl, H. & Kleinschmidt, C.(2009): Das Anti-Alzheimer-Buch. Ängste, Fakten, Präventionsmöglichkeiten. Kösel, München

Hanson, R. & Mendius, R. (2010): Das Gehirn eines Buddha. Die angewandte Neurowissenschaft von Glück, Liebe und Weisheit. Arbor Verlag, Freiburg im Breisgau

Kabat-Zinn, J. (2007): Im Alltag Ruhe finden: Meditationen für ein gelassenes Leben. 5. Auflage, Fischer Taschenbuch, Frankfurt

Kabat-Zinn, J. (1999): Stressbewältigung durch die Praxis der Achtsamkeit. Audiobook, Arbor Verlag, Freiburg im Breisgau

Knab, B. & Förstl, H.(2008): 99 Tatsachen über Ihr Gedächtnis. Wie es funktioniert, was es leistet, wie Sie es schützen und stärken. Trias, Stuttgart

Kruse, A. (2007): Was Stimmt? Alter. Die wichtigsten Antworten. Herder Spektrum der Wissenschaft, Freiburg im Breisgau

Lehrhaupt, L. & Meibert, P. (2010): Stress bewältigen mit Achtsamkeit. Zu innerer Ruhe kommen durch MBSR. Kösel, München

Stoppe, G. (2010): Alles über Alzheimer. Antworten auf die wichtigsten Fragen. Kreuz Verlag, Freiburg im Breisgau

Schmitz, M. (2011): Gedächtnis ohne Lücken. Alzheimervorsorge; Hirnfutter gegen Vergesslichkeit. Orac Verlag, Wien

Hilfreiche Internetadressen

Die folgenden Links sind eine kleine Auswahl aus der Fülle der Angebote, es handelt sich teils um kostenpflichtige und teils kostenlose Angebote.

www.kompetenznetz-demenzen.de/
Informationen und hilfreiche Adressen zum Thema Demenz

www.patientenleitlinien.de/Demenz/
Informationen zum Thema Demenz

www.deutsche-depressionshilfe.de/
Informationen und hilfreiche Adressen zum Thema Depression

www.charite.de/dgsm/dgsm/fachinformationen_frageboe gen_psqi.php
Fragebogen zur Schlafqualität und Hinweise für den gesunden Schlaf

www.alzheimersprevention.org
Anleitung zur Kirtan Kriya Yoga Meditation

www.cognitivelabs.com
Sammlung von Tests und Übungen in englischer Sprache

http://www.happyneuron.de
Spielerisches Gedächtnistraining und Informationen

www.freshminder.de/
Computerunterstütztes Training

www.brain-fit.com/
Informationen, Tipps und Übungen

www.neuronation.de/de
Informationen, Tipps und Übungen

www.plejaden.net/
Plattform mit Informationen und Training

www.memofit.net/
Plattform mit Trainingsmöglichkeit

www.apn.psy.unibe.ch/content/application/braintwister
Informationen und Trainingsprogramm

Register

Leseprobe

Leseprobe (S. 9 – 10) aus

Inga Bethke-Brenken / Günter Brenken:
Aufbruch in den Ruhestand

1 Übergänge zum Ruhestand
> Wenn ich im Ruhestand bin, dann …

> »Altsein ist ein herrliches Ding, wenn man nicht
> verlernt hat, was ,Anfangen' heißt.«
> (Wilhelm Busch)

Euphorische Pläne schmieden oder sich mit Sorgen
und Ängsten über eine unbekannte Zukunft plagen –
das sind die Pole, zwischen denen unsere Gedanken
vor und zu Beginn des Ruhestandes hin und her pen-
deln. Von den paradiesischen Möglichkeiten haben
wir schon vor vielen Jahren geträumt. Jetzt, wo die
Realität da ist, malen wir uns Sorgengebilde aus, wie
es uns im Älterwerden ergehen könnte. Orientieren
wir uns doch besser an den Ruheständlern, die glücklich und zufrieden leben, sich interessante Aktivitäten
erlauben und kaum eine Spur von Unwohlsein oder
Niedergeschlagenheit zeigen.
Wir wissen, der Beginn eines neuen Lebensabschnittes ist nicht einfach im Vorübergehen zu bewältigen.
Älterwerden bedeutet, sich auf Veränderungen einzustellen, sich neu zu orientieren und sich mit Fragen
zu beschäftigen, die wir früher nicht gestellt haben,
die wir vielleicht nicht stellen wollten: Da ist die Frage
nach dem Sinn unseres Lebens. Auf welchen Werten
beruht unser Handeln? Was wird Spaß machen, worauf

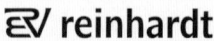

ℝ⁄ reinhardt
www.reinhardt-verlag.de

sind wir neugierig, wie können wir aktiv bleiben, wo können wir helfen und unterstützen? Zugleich werden auch unangenehme Fragen akut: Behalten wir im Älterwerden den

Kontakt zu Freunden und Familie? Werden wir uns einsam fühlen? Was ist, wenn uns Krankheit oder Gebrechlichkeit trifft? Können wir uns im Altsein noch selbst versorgen? Darüber müssen wir nachdenken – und zwar über positive und negative Seiten unserer Erwartungen. Die persönlichen Antworten darauf bilden das Fundament für unser Denken und Handeln.

Uns erwartet also eine Fülle neuer Fragen. Vordringliches Motiv für dieses Buch ist es, Ihnen einen Leitfaden an die Hand zu geben für die breite Palette der im Älterwerden gegebenen Möglichkeiten und Herausforderungen. Wir möchten Ihnen Mut machen, kompetent und konstruktiv mit dem neuen Zeitabschnitt umzugehen, und wir möchten Ihre Neugier wecken für Anregungen zur Vorbereitung und Planung des Lebensabschnittes Ruhestand. Das Buch könnte für Sie ein Leitfaden in positiven wie in angespannten Zeiten werden. Ein Leitfaden für Ältere, die als aktive Bürger ihren Ruhestand gestalten, die ernst genommen werden wollen, die am gesellschaftlichen Leben teilnehmen, die ihre Selbstständigkeit genießen, die die Chancen ihres Lebens auskosten und die sich vielleicht deshalb sogar von einer wohltätigen Organisation als „Seniorenexperten" um die Welt schicken lassen. Die Möglichkeiten für die Zukunftsgestaltung werden unterschiedlich sein, aber Chancen sind gegeben. Das zweite Motiv ist, diejenigen zu stärken,

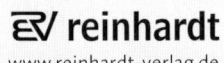

EV reinhardt
www.reinhardt-verlag.de

die Ängste vor dieser ungewissen Zeit der dritten Le-
bensstufe entwickeln oder bereits haben. Vielleicht
verunsichert es Sie, dass es keine festen Regeln gibt,
und Sie fragen sich, wie man das Leben meistern soll.
Vielleicht machen Sie sich Sorgen über Ihre Finanzen
oder Ihre Gesundheit. Vielleicht haben Sie Vorbehalte
oder Ängste vor dem dauernden Zusammensein mit
Ihrem Partner, vor dem Verlust des Kontaktes mit Be-
rufskollegen oder vor dem Abschied von Ihrer Arbeit.
Wir nehmen diese Sorgen und Ängste ernst. Wir sind
aber auch der Meinung, dass viele dieser Sorgen und
Ängste sich meistern lassen. In der Regel jedenfalls.

Leseprobe aus:

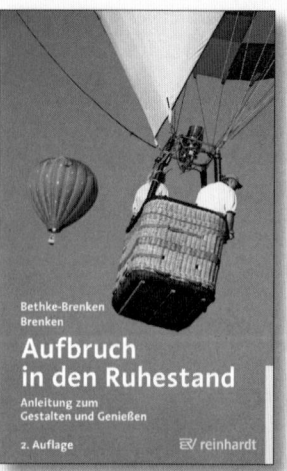

Inga Bethke-Brenken /
Günter Brenken
Aufbruch in den Ruhestand
Anleitung zum Gestalten und
Genießen
2., aktual. Aufl. 2012. 248 S.
(978-3-497-02298-4) kt

ᴿⱽ **reinhardt**
www.reinhardt-verlag.de

Ohne Vater aufwachsen

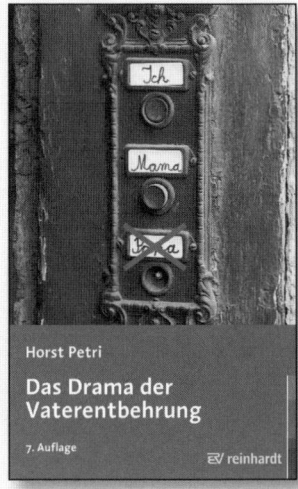

Horst Petri
Das Drama der Vaterentbehrung
7. Auflage 2011. 200 Seiten.
(978-3-497-02264-9) kt

Kinder brauchen beide Eltern – oft fehlt jedoch der Vater als Identifikationsfigur und Vorbild. Welche besondere Rolle spielt der Vater in der Familie? Welche psychischen Probleme können Kinder und Jugendliche entwickeln, wenn sie ohne Vater aufwachsen? Und: Wie kann man diese Probleme selbst im Erwachsenenalter noch kompensieren und bewältigen?

An zahlreichen Fallbeispielen und Erkenntnissen aus der psychologischen Forschung zeigt Horst Petri, wie wichtig der Vater für die Entwicklung des Bindungsverhaltens, der Geschlechtsidentität, der eigenen Rolle in der Gesellschaft und für die Einstellung zur Partnerschaft ist.

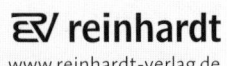

ℰ𝒱 reinhardt
www.reinhardt-verlag.de

Gelassen älter werden

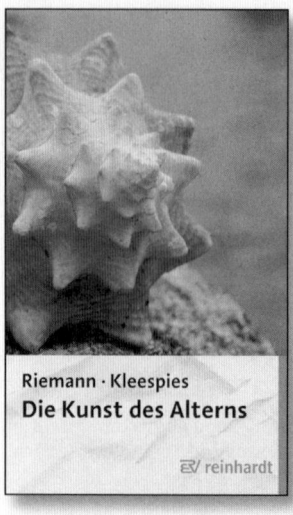

Riemann · Kleespies
Die Kunst des Alterns

ℰⱽ reinhardt

Fritz Riemann / Wolfgang Kleespies
Die Kunst des Alterns
Reifen und Loslassen
5. Aufl. 2011. 250 Seiten. 13 Abb.
Bibliophile Leinenausgabe
(978-3-497-02226-7) ln

Jenseits von Bevölkerungsentwicklung, Rentendiskussion und Jugendwahn befasst sich dieses Buch mit persönlichen Themen des Alterns – mit den Fragen, Sorgen und Hoffnungen, die Menschen in der Auseinandersetzung mit der eigenen Endlichkeit beschäftigen.

Fritz Riemann (1902–1979), war Mitbegründer des Instituts für psychologische Forschung und Psychotherapie in München (heute: Akademie für Psychoanalyse und Psychotherapie), Ehrenmitglied der „American Academy of Psychoanalysis" in New York. Neben seinem berühmtesten Buch, „Grundformen der Angst", sind auch die Titel „Die Kunst des Alterns" und „Die Fähigkeit zu lieben" im Reinhardt Verlag erscheinen.

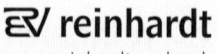 **ℰⱽ reinhardt**
www.reinhardt-verlag.de

Wie Liebe das Leben prägt

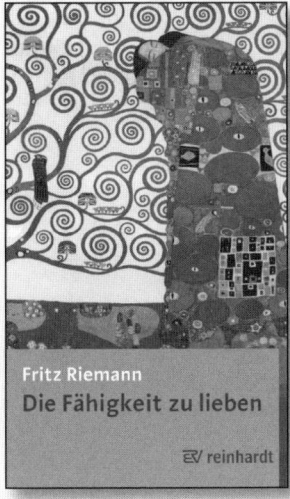

Fritz Riemann
Die Fähigkeit zu lieben
Mit einem Geleitwort von H. Jellouschek
10. Aufl. 2011. 184 Seiten.
Bibliophile Leinenausgabe
(978-3-497-02219-9) ln

Die Fähigkeit zu lieben ist keine Selbstverständlichkeit. Wir müssen sie erlernen – ein ganzes Leben lang. Dabei prägt uns die Liebe, die wir von Vater und Mutter erfuhren: Einfühlsame Zuwendung, Geborgenheit, und Achtung der Individualität helfen uns, dem Partner oder der Partnerin später Vertrauen, Zuneigung, Verantwortungsbereitschaft, aber auch Toleranz entgegenzubringen. Fehlen Elemente der Elternliebe, so lernt das Kind bestimmte Aspekte der Liebesfähigkeit nicht: sexuelles Erleben, Bindungsfähigkeit und Selbständigkeit in der Beziehung zum anderen verkümmern.

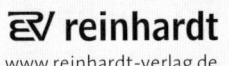
ᴇⱽ/ reinhardt
www.reinhardt-verlag.de

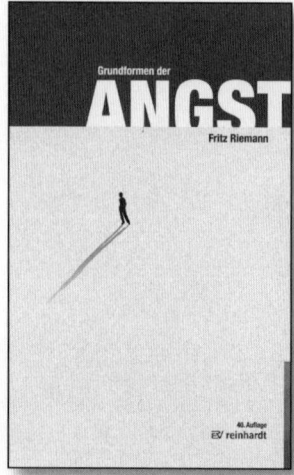